terapia
de bolso

terapia de bolso

TAMMI MILLER

TRADUÇÃO DÉBORA ISIDORO

Copyright © Tammi Miller 2024
Publicado em acordo com a Simon & Schuster (Australia) Pty Limited
4º andar, 32 York St Sydney NSW 2000
Tradução para Língua Portuguesa © 2025 Débora Isidoro
Todos os direitos reservados à Astral Cultural e protegidos pela Lei 9.610,
de 19.2.1998. É proibida a reprodução total ou parcial sem a expressa
anuência da editora.

Editora Natália Ortega

Editora de arte e design de capa Tâmizi Ribeiro

Coordenação editorial Brendha Rodrigues

Produção editorial Gabriella Alcântara e Thais Taldivo

Preparação de texto Wélida Muniz

Revisão de texto Lígia Almeida e Mariana C. Dias

Imagem da capa Adobe Stock **Imagens de miolo** Adobe Stock

Foto da autora © Hugh Stewart

Dados Internacionais de Catalogação na Publicação (CIP)
Angélica Ilacqua CRB-8/7057

M592t

    Miller, Tammi
       Terapia de bolso / Tammi Miller ; tradução de Debora Isidoro. –
São Paulo, SP : Astral Cultural, 2025.
       304 p.

       ISBN 978-65-5566-644-1
       Título original: Paperback therapy

       1. Autoajuda 2. Saúde mental 3. Psicologia I. Título II. Isidoro,
Debora

25-2796   CDD 158.1

Índice para catálogo sistemático:
1. Autoajuda

BAURU
Rua Joaquim Anacleto
Bueno 1-42
Jardim Contorno
CEP: 17047-281
Telefone: (14) 3879-3877

SÃO PAULO
Rua Augusta, 101
Sala 1812, 18º andar
Consolação
CEP: 01305-000
Telefone: (11) 3048-2900

E-mail: contato@astralcultural.com.br

ALERTA DE CONTEÚDO

Este livro trata de temas como suicídio, trauma e doenças mentais. Se precisar de apoio em uma crise, entre em contato com o Centro de Valorização à Vida (CVV) no número 188 ou com o SAMU no 192.

AVISOS

O diagnóstico e o tratamento de doenças mentais são feitos por profissionais treinados e qualificados da área de saúde mental. Os dados contidos neste livro são exclusivamente para fins informativos e não devem ser usados como ferramenta de diagnóstico e avaliação. O livro não deve substituir o diagnóstico e/ou o tratamento profissional.

Alguns nomes, lugares e características de identificação de indivíduos citados neste livro foram alterados para proteger a privacidade dos retratados.

SUMÁRIO

Capítulo 1: O terapeuta chegou	9
Parte um: Introdução à saúde mental	**18**
Capítulo 2: Por que estou me sentindo tão mal?	19
Capítulo 3: Dr. Google e diagnósticos #EmAlta	36
Capítulo 4: TCC, TCD, TAC...PQP?	48
Parte dois: Seu guia para o bem-estar mental	**68**
Capítulo 5: Prepare-se para mudar sua vida	69
Capítulo 6: Quem é você de verdade?	84
Capítulo 7: Oi, pequenino	105
Capítulo 8: Todos os sentimentos	114
Capítulo 9: Conexões significativas	125
Capítulo 10: Proteger-se	143
Capítulo 11: Criatividade é ter uma mente livre	158
Capítulo 12: Só mais uma vez	173
Capítulo 13: Mas e se?	192
Capítulo 14: Caído, mas não nocauteado	218
Parte três: O socorro está à mão	**238**
Capítulo 15: Conte comigo	239
Capítulo 16: Se você só ler um capítulo...	249
Capítulo 17: Buscando ajuda profissional	255
Um lugar seguro para seus pensamentos	267
Glossário	277
Fontes	285
Índice remissivo	293
Lista de exercícios	299

CAPÍTULO 1

O terapeuta chegou

Introdução

Sou terapeuta profissional. Atendo clientes de diversas áreas em sessões individuais para ajudá-los a melhorar seu bem-estar. Podemos trabalhar para alcançar objetivos específicos, interromper um padrão de comportamento, administrar emoções pesadas que interferem em seu cotidiano, superar hábitos pouco saudáveis ou em qualquer outra coisa que eles queiram melhorar. No geral, meu objetivo, no entanto, é trabalhar na autoestima do cliente para que ele possa enfrentar a vida — e as adversidades — com vigor.

Também tenho um terapeuta para me ajudar com essas mesmas coisas; para me ajudar a ser feliz. Há dias em que a minha saúde mental está boa e acho que não preciso ir à sessão. Em outros, conto os minutos até meu terapeuta perguntar: "Sobre o que você quer falar hoje?".

Quando sentimentos nos impedem de funcionar, é sempre bom buscar apoio profissional de alguém que possa nos ajudar a encontrar a origem desses sentimentos. Quando estamos "nessa", tomar a atitude de procurar um profissional e marcar uma consulta para começar a terapia pode parecer uma montanha intransponível, em vez de um grão de areia.

Talvez por isso você tenha escolhido este livro; porque sente que a vida no momento é um pouco demais, mas não está pronto para se jogar na cadeira de um terapeuta. Talvez já faça algum tempo que você tem se sentido para baixo, e as atividades animadoras a que costuma recorrer não surtem mais efeito. Ou pode estar passando por um período difícil devido a forças que estão além do seu controle: a perda de um animal de estimação ou de um ente querido, um diagnóstico, o fim de um relacionamento ou estresse no trabalho. Ou talvez só seja ultracomprometido com seu bem-estar psicológico e faça terapia regularmente, mas deseja ficar focado entre uma sessão e outra.

Terapia tem significados diferentes para pessoas diferentes, e receber ajuda com a saúde psicológica depende das circunstâncias individuais de cada um. Não existe uma terapia que sirva para todos, mas o objetivo é quase sempre o mesmo: melhorar o bem-estar mental.

Claro, nem sempre é possível ter acesso à ajuda de que precisamos. Para começar, terapia é cara. Tipo, muito cara se quiser acompanhamento constante, que é o que recomendo, com uma sessão por semana. Em média[1], uma sessão de cinquenta minutos na Austrália custa a partir de cem dólares e pode ultrapassar os trezentos* — isso com o reembolso parcial do Medicare "Melhor Acesso" do governo australiano.[2]

Já conversei com muita gente que lamenta que os preços praticados façam a terapia ser inacessível para a maioria das pessoas. Quando perguntamos se vale a pena fazer terapia, também perguntamos se é possível dispor de uma grande parte do salário a fim de "ter resultados".

---

* No Brasil, uma sessão de até 45 minutos custa a partir de 50 reais, com o serviço podendo ser coberto por planos de saúde, mediante autorização, ou fornecido pelo SUS. (N.E.)

Isso porque, via de regra, são necessárias seis sessões para que se note um progresso real, e consistência é a melhor maneira de se sentir apoiado. Mas é preciso contrapor o custo do estado atual de nossa saúde mental ao custo dos honorários do terapeuta. O resultado é, frequentemente, uma decisão baseada no passado, não no que é necessário no presente. Pensamos: "Já me senti mal assim no passado e superei; vamos torcer para que, desta vez, eu também melhore logo", porque dispor de uma certa quantia pode ser impensável, especialmente com o custo de vida cada vez mais alto. Mas o fato de ter conseguido superar sozinho na última vez não significa que desta vá ser igual. Em vez de buscar ajuda qualificada a partir do momento em que a saúde mental começa a se deteriorar, nos apegamos ao dinheiro. E isso nos custa nossa fonte de renda e nossa vida.

Sejamos sinceros, os terapeutas valem *com toda certeza* o dinheiro que investimos. Na Austrália, a formação de psicoterapeuta leva dois anos, no mínimo, de estudo em tempo integral, enquanto a formação de psicólogo leva quatro anos, no mínimo, com dedicação integral. A partir daí, muitos terapeutas escolhem uma ou mais áreas de especialização, como transtornos de imagem corporal, transtornos de humor ou terapia de relacionamentos, e estudam essas áreas para aprender tudo que podem para atender melhor aos clientes. Acrescente a isso as horas anuais de desenvolvimento profissional clínico, sessões regulares de supervisão com colegas experientes que atuam como mentores e treinamento contínuo ao longo da carreira, e fica claro que é necessário um profundo comprometimento para se tornar terapeuta.

Mas a estrutura de honorários dentro do sistema de saúde significa que sessões regulares são, muitas vezes, caras demais para a maior parte da população. É meio irônico que justamente o que pode ajudar com sua ansiedade também possa provocar ansiedade relacionada ao dinheiro, não é?

E há ainda o estigma e a vergonha associados ao tratamento psicológico. Alguns veem a terapia como um jeito de abordar crises em um dado momento da vida. E está tudo bem, até não estar mais, então, desesperados, perguntamos aos amigos e ao dr. Google onde tem um "terapeuta perto de mim". Outros, porém, tratam a terapia como manutenção, atitude que vemos frequentemente em personagens privilegiados de séries populares da televisão. Na verdade, se antes víamos vergonha e estigma, com pessoas que procuravam terapia sendo chamadas de "loucas" na cultura pop do fim dos anos 1990 e começo dos anos 2000 — como em *The Nanny, Frasier* ou *Private Practice* —, os personagens de hoje se orgulham de fazer terapia. Basta olhar para o protagonista de *Atypical*, Sam, e sua terapeuta Julia; ou Connell da adaptação para o cinema de *Pessoas Normais,* de Sally Rooney, que procura ajuda para a depressão com a terapeuta Gillian. As sessões de terapia nessas séries são retratadas como fonte de alívio, com os protagonistas suspirando profundamente quando percebem que tem alguém do lado deles, ajudando-os nos momentos difíceis. Sam, Connell e muitos outros personagens que procuram terapia na cultura pop atual a fazem parecer muito mais acessível, e até atraente.

É verdade que, na Austrália, questões mentais têm sido muito mais discutidas agora do que há dez anos, com celebridades como Osher Günsberg, Sarah Wilson, Melissa Leong, Jesinta e Lance "Buddy" Franklin, Zoe Marshall, Abbie Cahtfield e outros falando publicamente das próprias batalhas. E ainda bem que estão fazendo isso, porque, quanto mais percebermos que não estamos sozinhos, mais poderemos nos unir e aprender.

Apesar de as discussões sobre saúde mental estarem em voga, *fazer* terapia na Austrália ainda é um estigma que, francamente, não faz sentido. Atualmente, um a cada cinco australianos enfrenta algum tipo de dificuldade relacionada à saúde mental, e a necessidade de apoio em momentos de crise tem aumentado. Terapeutas e psicólogos desempenham um papel de imensa importância na sociedade australiana, e sinto um respeito enorme por eles. Mas o que fazer quando não se pode ir ao consultório do terapeuta?

Você já deu o primeiro passo para melhorar sua saúde mental quando pegou este livro e o folheou. Houve uma época em que eu também dava meus passos na mesma direção. Depois de décadas lutando com essas questões, finalmente procurei terapia e comecei a "trabalhar". Sabia que comparecer às sessões regularmente me ajudaria a calibrar as emoções e a lidar melhor com situações adversas conforme fossem surgindo, e que isso também me ajudaria a aprender mais sobre o porquê por trás dessas emoções.

Minha jornada na terapia teve tanto impacto em mim que passei a devorar livros de psicologia para compreender porque sentimos o que sentimos e, depois de um tempo, estudei para ser terapeuta. Quis transmitir a outras pessoas as lições que havia aprendido, fazer com que elas se sentissem melhor nos momentos em que estavam se sentindo para baixo e perdidas.

E também é a isso que *Terapia de bolso* se propõe.

Entendo que nem todo mundo tem condições fazer terapia, por isso quis escrever um livro que suprisse a lacuna entre não ter nenhum apoio para a saúde mental e o tipo de apoio profissional individual que forneço aos meus clientes. Quis criar um livro ao qual gostaria de ter tido acesso quando estava enfrentando as minhas batalhas, um material que servisse de referência para quando eu estivesse para baixo e perdida, ou que pudesse dar de presente aos meus amigos quando estivessem se sentindo desse jeito.

Este livro não é um substituo para a terapia. Embasada na minha jornada, primeiro como cliente, depois como psicoterapeuta, meu objetivo é proporcionar uma ferramenta acessível para ajudar você a atravessar momentos de saúde mental debilitada quando não puder dispor de recursos para pagar a terapia, quando não puder ir a uma sessão presencial com um terapeuta, ou quando estiver no intervalo entre sessões. *Terapia de bolso* pretende combater o estigma ao explicar como funciona a terapia e ao normalizar os altos e baixos da saúde mental ao mesmo tempo em que torna mais acessíveis e viáveis os insights terapêuticos. O livro inclui dicas e técnicas que uso regularmente com meus clientes para ajudá-los a ter uma vida mais feliz e saudável.

Acredito que só há pontos favoráveis em mais pessoas tendo acesso a ferramentas que são compartilhadas por profissionais de saúde mental na sala de terapia, e aos "comos" mais importantes do bem-estar psicológico, tudo baseado em anos de prática terapêutica. Ao longo deste livro, você vai aprender o básico do funcionamento da terapia, a administrar suas emoções e a ter relacionamentos mais saudáveis. Vai aprender parte da teoria por trás do aconselhamento profissional, bem como exercícios práticos que vão lhe dar os insights para lidar melhor com aqueles momentos mais difíceis da vida.

Se já cansou antes mesmo de começar, não se aflija! Você pode ir no seu ritmo. Não quero que se sinta perdido com a linguagem científica da psicoterapia. *Terapia de bolso* foi escrito em termos simples para tornar sua jornada de saúde mental tão suave e acessível quanto for possível. O livro não mergulha em todos os aspectos da profissão, em todas as doenças mentais, nem mesmo em todas as facetas da saúde mental — seria um livro grande demais para escrever, e toda jornada terapêutica deve ser personalizada. O que fiz foi unir minhas melhores dicas e os melhores conselhos em um recurso digerível — porque terapia não precisa ser esmagadora e deve ser de fácil acesso.

Como usar o *Terapia de bolso*

Compartilharei aqui vários dos meus exercícios favoritos de fácil execução para ajudar você a organizar seus pensamentos, sentimentos e comportamentos. Cada um deles foi planejado para ajudá-lo a lidar com seu humor por meio de melhor regulação emocional e autocompreensão.

Ferramentas como essas são criadas para fazer você pensar, melhorar sua disposição rapidamente e adquirir um senso de possibilidade. Usá-las regularmente o ajudará a desenvolver um conjunto de habilidades (*o que* você consegue fazer), disposição mental ou mindset (*como* você se sente em relação ao que quer fazer) e uma coleção de ferramentas (*dicas e técnicas* que você pode usar para fazer isso).

Por vezes, também vou convidar você a se avaliar classificando sua autoestima em uma escala de 1 a 10, em que 1 significa "me odeio" e 10 significa "me amo". O propósito disso — assim como o deste livro — é ajudá-lo a identificar tendências em seus sentimentos. Há determinados temas em capítulos em particular que o incomodam ou inspiram? Você se sente melhor depois de se ver refletido em algumas histórias compartilhadas ao longo do livro e perceber que não está sozinho? Para quem está relendo o livro, você se sentiu diferente em relação a si mesmo na primeira vez que leu *Terapia de bolso* se comparado a como se sente agora? O que pode ter promovido esse aumento ou declínio da autoestima? Ao identificar tendências e dedicar um tempo a olhar para dentro, para como se sente em relação a si mesmo, você estará dando o primeiro passo na direção de identificar como pode cultivar mais bem-estar.

Esses lembretes para olhar para si serão infrequentes, mas importantes. Eles são um comando para você se voltar para dentro e ter mais sintonia com seus sentimentos. Porque, quanto mais conhecemos nossos sentimentos, mais podemos influenciá-los positivamente. Então, vamos começar agora mesmo.

CLASSIFIQUE SUA AUTOESTIMA

☹ ② ③ ④ ⑤ ⑥ ⑦ ⑧ ⑨ ☺

Como acontece com muitas coisas na vida, você só vai ter retorno com *Terapia de bolso* caso se dedique. Isso significa se desnudar, se permitir ser vulnerável e verdadeiro com seus sentimentos durante a leitura; significa "trabalhar" — uma expressão que surge com frequência nessa área. "Trabalhar" significa ter curiosidade sobre seus pensamentos, sentimentos e atitudes durante a terapia e no intervalo entre as sessões. Trate *Terapia de bolso* como trataria uma sessão presencial com um psicoterapeuta. Deixe todas as farsas e reservas na porta quando abrir este livro e sentar-se em sua poltrona favorita, ou em um lugar confortável. Este é um espaço seguro, um lugar para sentir intensamente; um lugar de cura.

Qualquer coisa que escrever entre as capas deste livro será sua e de mais ninguém. Para garantir privacidade, os terapeutas geralmente codificam as anotações sobre os clientes, que mantêm em arquivos criptografados ou em armários trancados. Então, se isso fizer você se sentir mais confortável, arranje um lugar onde manter este livro a que apenas você tenha acesso — talvez embaixo da cama, em uma caixa na estante ou em uma bolsa que esteja sempre com você. Onde quer que o guarde, garanta que *Terapia de bolso* esteja facilmente a seu alcance nos momentos de necessidade; disponível para servir de referência quando sua mente começar a vagar — seja de maneira produtiva ou insalubre.

Para extrair o máximo de *Terapia de bolso*, peço que você:

- Leia o livro com um marca-texto e um lápis à mão. Se algo ressoar e você sentir que "ei, isso é a minha cara", ou "ei, isso é a cara de alguém que conheço", destaque o trecho.
- Anote seus sentimentos e suas observações nas margens e na seção "Seus pensamentos" ao fim do livro. Volte a eles regularmente e pergunte-se: "Como isso me faz sentir?" e "Por que estou sentindo isso?". Use um lápis ou uma caneta de cor diferente a cada vez que relê-los, para ver como se desenvolveu entre as leituras.

- Evite julgar a si mesmo e a seus sentimentos. Todos os sentimentos são válidos entre estas páginas. Você pode não saber agora o que essas emoções significam, mas com o passar do tempo saberá.
- Relaxe. Não se preocupe em terminar rapidamente a leitura de *Terapia de bolso*. Seu cérebro é plástico, não elástico. Se precisar interromper o trabalho por um tempo — talvez por se sentir melhor assim ou por ter outras prioridades —, tudo bem! Você não vai esquecer tudo o que aprendeu sobre si mesmo e voltar a ser como era antes.
- Fale de *Terapia de bolso* como fala de ir à academia, ao trabalho ou à escola. Pense em trabalhar com este livro como parte da sua rotina, como um momento de fazer de você um "você" melhor. Orgulhe-se disso.
- Compartilhe o que aprendeu com *Terapia de bolso* com amigos e entes queridos. Quanto mais falamos de nossa saúde mental com os outros, melhor é para todo mundo.
- Vá ao capítulo "Buscando ajuda profissional" na página 255 para ter acesso a recursos caso sinta necessidade imediata de apoio em uma crise.
- Bagunce o livro: manche as páginas com lágrimas catárticas, rabisque-as com pensamentos repetitivos, dobre a capa e quebre a lombada a cada vez que jogá-lo na mochila para levá-lo para passear em uma sessão. *Terapia de bolso* é projetado para servir de referência, ser amassado e castigado — para que você não tenha que passar por isso.

O que achou disso? Está preparado para começar *Terapia de bolso*?

PARTE UM
Introdução
à saúde mental

CAPÍTULO 2

Por que estou me sentindo tão mal?

Sua saúde mental *versus* o mundo

Podemos seguir orientações e fazer todo o possível para administrar nossa saúde mental, mas vai chegar um momento em que seremos atropelados por uma força externa que vai bagunçar todo nosso trabalho. E é horrível quando isso acontece — vamos pensar que tudo foi em vão, vamos nos perguntar "por que eu?", e o mundo vai parecer injusto.

Nesses momentos, vale a pena voltar ao básico e considerar a Hierarquia de Necessidades de Maslow — a teoria motivacional da psicologia que é composta por um modelo de cinco camadas de necessidades humanas.[1]

Na base, estão as *necessidades básicas* ("Necessidades Fisiológicas" e "Segurança"), que devem ser supridas antes de subirmos ao próximo nível da pirâmide. As *necessidades psicológicas* ("Amor e pertencimento" e "Autoestima") são as áreas em que nossa saúde mental pode ser mais influenciada. Com essas necessidades, o truque é olhar para dentro de si e avaliar se elas estão sendo atendidas, em vez de contar com os outros para uma validação externa. Por fim, "Autorrealização" é uma *necessidade de auto-gratificação,* também conhecida como "necessidade de crescimento" — em outras palavras, significa que buscar crescimento e desenvolvimento pessoal pode trazer à tona sentimentos de contentamento, propósito, significado e autoaceitação.

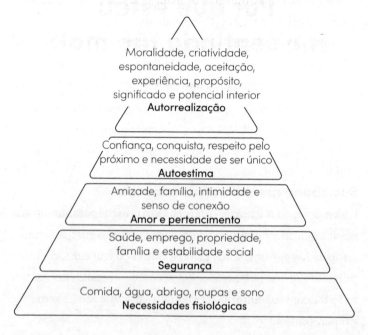

Figura 2.1 Hierarquia de Necessidades de Maslow

Os humanos se diferem de outros animais graças ao impulso imaginativo — ou esperança no futuro. Então, embora esses pilares sejam relacionados a "necessidades", também podemos optar por olhar para eles como impulsos motivacionais. Maslow acreditava que a base da pirâmide precisava ser atendida antes de podermos seguir para os níveis superiores, mas terapeutas modernos acreditam que há uma sobreposição de necessidades conforme subimos na pirâmide — por exemplo, algumas pessoas podem trabalhar a autoestima enquanto buscam segurança.

Quando direcionamos esforço demais para o extremo superior da pirâmide de Maslow — e pulamos os níveis básicos —, podemos nos sentir instáveis, exatamente como a pirâmide estaria se fosse construída na ordem incorreta. Em essência, a menos que as necessidades do nível básico estejam sendo supridas, talvez sejamos incapazes de trabalhar de maneira confortável para realizar as necessidades intangíveis da camada mais alta.

Infelizmente, há muitos gatilhos externos — ou circunstâncias fora de nosso controle — que podem impactar a capacidade de suprir tais necessidades básicas e psicológicas. Eventos de mudanças climáticas, a crise do custo de vida, agitação na política global, cyberbullying, expectativas relacionadas à imagem corporal, isolamento pandêmico, comparações profissionais... É compreensível que estejamos exaustos de afastar a negatividade derivada de coisas que não podemos controlar.

Porém, lembre-se: as cartas que recebemos podem ser péssimas, mas é importante ser grato por ainda estar no jogo.

Eu estava vivendo constantemente em resposta de luta ou fuga durante a pandemia, e, sério, a única opção era lutar, porque tinha outras pessoas aos meus cuidados. O mais prejudicial para mim foi que minhas demandas, o trabalho que eu tinha de fazer, continuavam iguais. Não só como funcionária, mas como esposa e mãe. As coisas que me recarregavam e aliviavam o estresse — como sair para almoçar sozinha ou visitar museus, me encontrar com amigos e ter conversas longas e significativas, relaxar na praia ou em caminhadas — não estavam mais disponíveis para mim.

Minha família é uma fonte de apoio tangível, com minha mãe me ajudando a cuidar das crianças e trazendo refeições prontas nos dias de prazos mais apertados. Com essa ajuda inesperada e um parceiro que era um trabalhador de serviços essenciais ao público fora de casa, fui destituída das coisas que aliviavam ou reduziam meus estressores e me davam um tempo de tranquilidade e contemplação do qual eu precisava para funcionar direito.

Catherine, 38
Sydney, Nova Gales do Sul

De vez em quando, todos temos de lidar com circunstâncias que estão além do nosso controle, mas é importante manter em mente que, ao enfrentar esses desafios, não estamos sozinhos — e ainda podemos assumir o controle, mesmo quando o apoio parece inacessível. Antes de começarmos a ver como administrar nossos gatilhos externos, vamos dar uma olhada em alguns dos mais comuns hoje em dia.

Gatilhos externos

Gatilhos são armadilhas hipotéticas que inesperadamente desencadeiam uma resposta emocional. Algumas pessoas conhecem os próprios gatilhos, enquanto outras não têm consciência deles até algumas armadilhas as pegarem desprevenidas. Desconforto, medo e até incômodo físico podem ser provocados por um gatilho emocional. A seguir estão listados alguns dos mais comuns atualmente. Enquanto estiver lendo, considere quais deles podem estar impactando o seu bem-estar mental.

- **Saúde e bem-estar**: tirando o óbvio, a pandemia de covid-19 impactou os australianos (e o mundo) de um jeito que ninguém esperava. Aparentemente do nada, nossa saúde estava em risco, estados foram isolados uns dos outros e, logo, famílias e amigos também tiveram que ficar dentro de casa. A vida ao ar livre foi proibida, a vida em espaços fechados ficou lotada, e fomos privados do importantíssimo "terceiro espaço": o trajeto de ônibus para o escritório ou o churrasco de família que nos ajudava a autorregular ao desligar de tudo. Nossas comunidades mais vulneráveis foram as que mais sofreram com o isolamento físico e emocional, com trabalhadores da saúde profundamente exaustos e marcados — às vezes, literalmente, como vimos nas fotos que circularam na internet de rostos machucados pelo uso constante de máscaras — para garantir nossa segurança. (Um enorme obrigada a eles!) O impacto em longo prazo do vírus para alguns incluiu sintomas como fadiga, dificuldade para respirar, dor no peito, dores musculares, depressão, ansiedade, entre outros.[2] Há efeitos ainda desconhecidos. E, embora a covid-19 continue perturbando nossa vida, alguns talvez estejam lidando com doenças crônicas. Apesar de condições crônicas como endometriose, adenomiose, diabetes e déficit de atenção/transtorno de hiperatividade (TDAH) estarem sendo mais comentadas — sem mencionar o aumento de diagnósticos tardios de TDAH —, nem sempre é fácil encontrar cuidado especializado e apoio para doenças crônicas. Isso pode, como era de esperar, exercer grande impacto em nossa saúde mental. Dito isso, até um resfriado comum ou uma gripe pode nos mandar para o fundo do poço!

- **Escola, trabalho e carreira**: em 2022, 1,3 milhão de australianos mudaram de emprego, enquanto 2,3 milhões de pessoas perderam ou largaram o emprego.[3] Trocar de carreira pode afetar outras áreas da vida, inclusive a disposição geral. Isso faz sentido ao considerar que cerca de um terço da nossa vida pode ser passado no trabalho — se estamos infelizes no escritório, é provável que também fiquemos infelizes em casa.

Então por que o trabalho tem tamanho impacto? Bem, existe o argumento de que precisamos provar nossa capacidade em um novo emprego (ou no atual, se estivermos preocupados com cortes de pessoal ou com aquele rapazinho progredindo depressa), o que pode nos levar a assumir responsabilidades demais e, com o tempo, sofrer um esgotamento. Há o sentimento de que precisamos ter uma carreira com propósito, ou que nos ajude a dar significado à vida e retribuir à sociedade. Existe a dinâmica modificada dos locais de trabalho híbridos que nos isola do aprendizado por osmose e das amizades conquistadas entre as quatro paredes de um escritório. Isso também vale para quem está cursando um tecnólogo ou uma graduação, que — como um emprego — pode envolver estresse generalizado, bullying, assédio e políticas, o que faz até os melhores alunos e profissionais odiarem ir à aula ou ao escritório por medo do que podem encontrar.

Sempre fui uma pessoa muito ansiosa, desde criança. Quando entrei na universidade, o estresse e a ansiedade aumentaram. Atribuo esse aumento a ter que sair de casa e cuidar de mim sozinha! Quando estou cansada, fico ansiosa e estressada. Quando pessoas à minha volta estão estressadas ou tristes, isso me contagia, e minha disposição muda.

Jane, 24
Perth, Austrália Ocidental

- **Aumento do custo de vida**: o custo de vida teve um aumento sem precedentes nos últimos anos. Não subiram só os preços das "compras maiores", como casas e veículos a motor, mas o mesmo ocorreu com os custos cotidianos como alimentação, eletricidade, seguros, aluguel, serviços digitais e outras contas. Isso significa que o estresse de simplesmente chegar ao fim do mês pode nos acometer, aumentando a carga mental. Além disso, torna as despesas maiores que geralmente nos trazem alegria, como viajar nas férias, parecerem cada vez mais inacessíveis. Sem ter o que esperar (de maneira realista) e com contas estressantes se acumulando, a saúde mental pode sofrer as consequências quando fazemos a pergunta existencial: "Qual é o propósito disso tudo?".

É na família que temos nosso primeiro contato com o dinheiro — talvez você tenha ouvido sua mãe ou seu pai falando de não ter dinheiro no momento, tirando leite de pedra para fazer o salário render. Ou o assunto nunca foi discutido, porque havia dinheiro o suficiente! É um amplo espectro de experiências, e é a primeira fase do desenvolvimento da compreensão do dinheiro. A partir daí, notamos o que as pessoas à nossa volta têm ou deixam de ter — um amigo que viaja mais nas férias ou tem uma casa mais legal, ou talvez outro amigo que não tem dinheiro para o café da manhã antes da aula. As redes sociais também desempenham um papel importante, influenciando nossa perspectiva do que é classificado como "riqueza", com feeds que podem ser falsos, mas parecem caros. Conseguimos o primeiro emprego e começamos a receber pagamentos que temos que administrar, e talvez tenhamos dificuldades sérias com isso! Todas essas coisas impactam nossa compreensão e nosso comportamento em relação ao dinheiro.

Glen James,
autor e apresentador do podcast
My Millennial Money

- **Mudanças climáticas**: de acordo com o Climate Council, nos últimos anos, muitos australianos sofreram com algum desastre provocado pela mudança climática, como alagamentos, incêndios, ondas de calor ou tempestades com alto poder destrutivo.[4] Quando esses eventos ocorrem, não sabemos se vamos ficar bem, se nossos amigos e familiares estarão seguros. Desastres assim não causam impacto na saúde mental apenas no momento em que acontecem. Mais da metade dos australianos estão preocupados com as mudanças climáticas e com eventos climáticos extremos que podem ocorrer no futuro.[5] Para alguns, isso é uma fonte de ansiedade adicional.

- **Síndrome da comparação e marcos da vida**: seu sorriso sai um pouco forçado quando amigos falam do novo parceiro? O anúncio da promoção deles no LinkedIn faz você questionar os rumos de sua carreira? Você se sente culpado quando eles falam do projeto paralelo em que trabalharam no fim de semana, enquanto você dormia e assistia à Netflix? Aquela foto deles na frente de uma placa de "VENDIDO" te deprime porque você não está nem perto de comprar um imóvel? E todos aqueles influenciadores nas redes sociais "vivendo a vida ao máximo" e fazendo você sentir que a sua deixa muito a desejar? Você não está sozinho nessa. A síndrome da comparação, ou compulsão a comparar nossas conquistas com as de outras pessoas para determinar quanto estamos indo "bem" na vida é muito comum em tempos dominados pelas redes sociais. Queremos ficar felizes pelos outros, mas, no fundo, estamos pensando em quando será nossa vez de alcançar esses grandes marcos da vida — determinados pela sociedade — e tirá-los da nossa lista de realizações.

  Então, quando nos formamos na faculdade, compramos uma casa, nos casamos, compramos um carro novo, engravidamos, somos promovidos ou [insira aqui um marco de vida], somos vítimas da esteira hedônica — nome que a psicologia dá à tendência de a pessoa nunca estar realmente feliz com o próprio sucesso, perseguindo um prazer depois do outro sem nunca se sentir feliz e satisfeito de verdade. Recebi um aumento de salário junto da promoção? Isso é bom, mas o que vem depois?

É particularmente difícil em momentos nos quais acontece uma mudança de vida fora do nosso controle, como quando deixamos de ser a "criança de ouro" do ensino fundamental e nos tornamos o mais baixo denominador comum no ensino médio, ou quando vamos de ser a pessoa que sabia o que estava fazendo na empresa onde trabalhou durante anos a ter de perguntar ao estagiário como acessar o documento certo do SharePoint, agora que estamos em um emprego novo.

Sair da casa onde cresci e ir para a universidade aos dezessete anos me fez conquistar independência rapidamente e focar o ensino superior. Eu me casei jovem, antes dos meus amigos, e achava que a vida ia bem. Alguns anos mais tarde, me divorciei e mergulhei no trabalho, decepcionado com o fracasso do meu relacionamento.

Como vivia e trabalhava remotamente pelo mundo, era um pouco mais difícil encontrar alguém com quem dividir a vida e manter relacionamentos sociais. Apesar de viajar muito e de conquistar sucesso na carreira, no esporte e na esfera financeira, eu menosprezava essas conquistas quando via amigos anunciando o nascimento dos filhos nas redes sociais. As conquistas que ainda faltavam superavam as já existentes, porque eu comparava este único aspecto da minha vida — ter um filho — com a vida de amigos e familiares.

Agora que tenho uma parceira incrível e uma bebê linda, não sei com o que estava tão preocupado. Parar para pensar nessas coisas é bem engraçado!

Max, 37
Lightning Ridge, Nova Gales do Sul

- **Libido e impulso sexual:** quando estamos desanimados ou com a libido baixa, a última coisa que sentimos vontade de fazer é ter intimidade com alguém. Mas o sexo também é um fator de alívio para o estresse, podendo liberar hormônios da felicidade, como oxitocina, que colabora com o vínculo romântico e sentimentos de amor; e dopamina, o hormônio do bem-estar que contribui para a atenção, o sono e o sentimento geral de prazer.[6] Então, o que fazer quando não estamos a fim, mas sabemos que isso pode ajudar?

  A pressão para fazer sexo — seja de nossos semelhantes, do parceiro ou de nós mesmos ("Eu deveria estar fazendo sexo com mais frequência") — pode se manifestar como um gatilho externo e ser internalizado rapidamente com a continuação desse ciclo.

- **A paisagem sociopolítica:** o contexto sociopolítico em que vivemos pode ter grande impacto na saúde mental. Componentes do nosso contexto sociopolítico podem incluir a estabilidade do governo, o relacionamento do país com outras nações, índices de inflação, níveis de desemprego, condições econômicas, entre outros.

  A probabilidade de esse cenário influenciar nossa disposição aumenta se alguma coisa importante para nós está sob escrutínio ou ataque: por exemplo, pessoas de cor podem se sentir particularmente vulneráveis quando raça é o principal tema político, como durante os protestos *Black Lives Matters* em 2020, ou uma enfermeira pode ficar ansiosa quando a greve dos profissionais da saúde por melhores salários chega às manchetes, e um inflexível eleitor liberal pode se sentir perdido quando parece que o Partido dos Trabalhadores está ganhando popularidade.

- **Relacionamentos interpessoais**: seja no seio familiar, entre amigos próximos ou colegas de trabalho, as atitudes de outras pessoas podem ser gatilhos importantes se forem indesejadas ou inesperadas. Essas atitudes não precisam ter a intenção de nos perturbar para desencadear mudanças na nossa disposição. Por exemplo, o anúncio do divórcio de seus pais pode levar você a uma espiral depressiva; você pode sentir uma insegurança repentina com relação à roupa que usa quando um estranho na rua te examina da cabeça aos pés; pode sentir ansiedade depois de sair de um evento de família, por seu sogro estar perguntando sobre quando terá um neto; ou pode se sentir pessoalmente atacado quando ouve um colega dizendo: "Odeio *The Office* — é tão idiota!", porque essa é sua série favorita no momento. Existe um ditado comum muito usado nos anos escolares iniciais: "Não responda com *eca* quando alguém fizer *humm*". Isso incentiva os humaninhos a não torcerem o nariz ou a fazerem comentários negativos sobre alguma coisa de que seus colegas gostam. Deveria valer para a humanidade como um todo — pode ser muito doloroso quando estamos dizendo que amamos alguma coisa e alguém responde: "Eca, não".

Também nos sentimos mal quando um relacionamento interpessoal chega ao fim, seja a perda da pessoa amada causada por morte ou por término, quando brigamos com o melhor amigo ou nos despedimos de colegas queridos partindo para novas oportunidades. Essas mudanças em nosso sistema de apoio social impactam como nos vemos no mundo, o que pode ser difícil de superar quando não nos sentimos mentalmente fortes.

- **O clima**: sim, até o clima pode ser um gatilho externo! Pense no último dia ruim que teve e não conseguiu identificar por que se sentia para baixo. O céu estava encoberto? O transtorno afetivo sazonal (TAS) é um transtorno depressivo que pode acontecer durante uma estação inteira, ou só por alguns dias.

  Se nos sentimos lentos ou irritados, com menos energia que de costume, deprimidos ou sem interesse em atividades que normalmente apreciaríamos, e abrimos as janelas e descobrimos que o dia está horrível, é possível que estejamos sentindo os efeitos do TAS.

- **Não viver de acordo com nossos valores**: os itens anteriores servem apenas de exemplo. Mas talvez o maior gatilho externo surja quando ao perceber nosso envolvimento em uma atividade que não se alinha aos nossos valores (veja mais sobre valores no Capítulo 6). Pode ser algo em casa (por exemplo, se valorizamos o "minimalismo", mas o quarto que dividimos com o irmão é uma bagunça), algo que os amigos querem que façamos (por exemplo, se respeitamos as leis, mas eles querem usar drogas), ou algo que uma autoridade, como um chefe ou um dos pais, espera de nós (por exemplo, se valorizamos "liberdade de expressão", mas eles querem que usemos uniforme ou algo determinado). Mas também pode ser inteiramente pessoal, como, se damos valor à sinceridade, mas contamos uma mentirinha de nada para um amigo ou para o empregador, ou se damos valor a um tempo de solitude, mas estamos sempre assumindo muitos compromissos sociais.

  O atrito causado por fazer alguma coisa não ser coerente com nossos valores mais elevados pode nos ferir mais e mais com o passar do tempo, e, mais adiante, esse gatilho externo pode impactar a nossa saúde mental.

É normal, e até compreensível, que sejamos impactados de algum jeito pelos itens dessa lista. O objetivo não é evitar todos esses gatilhos, mas reagir a eles de maneira racional. Pode ser um pouco desconfortável de início, mas, como a maioria das coisas, podemos melhorar com a prática. É como se exercitar: os músculos e tecidos conjuntivos ficam sensíveis depois de um treino pesado na academia, e sentimos o corpo dolorido. Podemos fazer um intervalo na atividade e esperar a recuperação, mas a verdade é que a dor é boa — significa que as fibras musculares se reconstroem melhor a cada vez, o que aumenta a força.[7] Isso também vale para a mente: a prática constrói resiliência.

Como dizem Deva e James Beck em *The Pleasure Connection*, um livro de 1987 que fala de endorfina e felicidade:

A vida é cheia de estressores contínuos. O estresse pode aparecer na forma de mudanças no trabalho, em casa ou nos relacionamentos. Por meio das respostas que damos a essas circunstâncias, vamos nos adaptando e entrando em uma rotina. Quando as mudanças acontecem, somos, então, forçados a nos readaptar a novas situações e ambientes. Sem diversidade, a vida se tornaria tediosa e corriqueira. A mudança e nossa adaptação a ela dá profundidade, perspectiva e significado à vida.[8]

Quando a vida está servindo limões, devemos espremer todo o suco deles e fazer uma limonada. Esses limões são uma oportunidade: de crescer, de aprender, de mudar, de praticar resiliência. Podemos escolher questionar cada limão azedo que é jogado em nosso caminho perguntando: "Que lição você está me oferecendo?". Podemos ser modificados pelo que acontece conosco, mas podemos nos recusar a ser reduzidos por isso.

Aprender o que você pode e o que não pode controlar

Desânimo generalizado parece se infiltrar em meu dia sempre que passo mais de alguns minutos no Instagram. Às vezes, é porque a opinião das outras pessoas me deixa irritada e me faz lembrar de quanto o mundo está maluco; às vezes, é porque aquilo me lembra de que não ganho o suficiente (não posso comprar coisas mais bonitas ou não tenho uma casa melhor), ou não tenho a estética certa, ou só não sou bem-sucedida o bastante, embora, na prática, tenha muito sucesso e saiba que o que vemos nas redes sociais é só parte da realidade. É sempre a roupa, as férias, a casa ou a carreira das pessoas que me causa essa sensação meio esquisita.

A parte racional do meu cérebro sabe que é tudo ilusão, que elas têm as próprias questões e inseguranças, mas a parte emocional é a que comanda no momento. Descobri que fazer pequenos intervalos ou silenciar pessoas ajuda muito. É libertador, mas não consigo me afastar de vez, a rede social faz parte da minha vida e do meu trabalho, e receber likes *e* DMs *é uma forma estranha de validação.*

Catherine, 38
Sydney, Nova Gales do Sul

Para desenvolver resiliência e garantir que saiamos ilesos dos gatilhos externos, vamos nos concentrar internamente naquilo que podemos controlar. A seguir, você vai encontrar uma tabela que demonstra como fazer isso usando os exemplos que dei.

GATILHO EXTERNO	EXEMPLO	O QUE NÃO POSSO CONTROLAR	O QUE POSSO CONTROLAR	ATITUDE A TOMAR
Saúde e bem-estar	Você pega uma gripe forte às vésperas de uma apresentação importante.	• Ficar ou não ficar gripado. • A hora da apresentação.	• Sintomas, repouso e autocuidado. • Colaboração da minha equipe na apresentação.	• Descansar. • Tomar antigripal. • Pedir à equipe para fazer a apresentação no meu lugar.
Trabalho e carreira	Ansiedade de domingo! Pavor de ir trabalhar porque um colega te trata mal.	• O fato de ter que ir trabalhar na segunda-feira. • O que meu colega me diz.	• Como reajo ao colega. • Quanto permito que ele me afete.	• Respirar fundo se meu colega disser algo horrível. • Afastar-me da situação. • Reportar a questão ao RH, se necessário.
Aumento no custo de vida	A compra no supermercado é quase o dobro do valor habitual.	• O preço dos itens que consumo.	• O que é "necessário" e o que é "supérfluo" no meu carrinho. • As marcas que consumo. • Gastos desnecessários.	• Escolher marcas menores, em vez de grandes marcas. • Substituir o *latte* para viagem por um chá da sala de café do escritório.
Mudanças climáticas	Uma tempestade severa prevista para essa tarde.	• Padrões climáticos.	• Como me proteger e proteger a minha casa da tempestade. • O seguro, se essa for uma ocorrência regular.	• Prender objetos soltos na área externa. • Contratar seguro residencial e patrimonial.
Comparação e marcos de vida	Mais um amigo anuncia seu noivado.	• A felicidade de outras pessoas. • Como me sinto quando alguém consegue algo que quero.	• Como reajo ao anúncio em público e no privado. • O que digo sobre eles/ para eles.	• Desejar felicidades aos amigos. • Trabalhar para descobrir o motivo do gatilho em um diário ou na terapia.

GATILHO EXTERNO	EXEMPLO	O QUE NÃO POSSO CONTROLAR	O QUE POSSO CONTROLAR	ATITUDE A TOMAR
Libido e vida sexual	Faz vinte e um dias que você não faz sexo com seu parceiro.	• Minha libido, devido a estressores externos.	• Comunicação com meu parceiro.	• Conversar com meu parceiro sobre a situação de um jeito aberto, respeitoso e em um lugar neutro.
Cenário sociopolítico	Você lê críticas a protestos de uma causa em que acredita.	• O que a mídia escreve.	• Como reajo à mídia que consumo. • Que mídia escolho consumir.	• Ler matérias e mídia imparciais que mostrem os dois lados da história. • Apoiar minha causa de outras maneiras (doações, voluntariado).
Relacionamentos interpessoais	Um amigo diz que não gosta ("odeia") sua série favorita de livros.	• Opinião de outras pessoas.	• Como outras pessoas influenciam minhas escolhas. • Como reajo à opinião de outras pessoas.	• Dizer "concordamos em discordar" e seguir em frente. • Escolher não tomar opiniões alheias como um reflexo de mim; "Ela acha que tenho mau gosto porque gosto daquele livro" se torna "Ela odeia aquele livro".
Clima	Dia encoberto e cinzento.	• O clima.	• Como amenizo sentimentos negativos nos dias cinzentos.	• Usar uma lâmpada solar. • Lembrar que é temporário — o sol vai aparecer de novo.
Não viver de acordo com nossos valores	Sua casa é uma bagunça, mas você valoriza o minimalismo.	• A bagunça de outras pessoas.	• Minha bagunça. • Meu nível de aceitação da bagunça alheia.	• Designar uma área da casa para outras pessoas (e suas bagunças). • Separar um dia ou espaço da casa especificamente para organização.

Exercício: Poder de controlar.

Use o círculo de controle a seguir para administrar seus gatilhos externos:

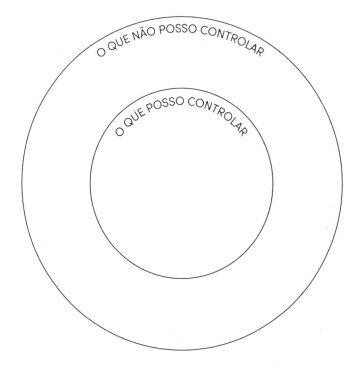

A chave para focar o que se pode controlar, especialmente em relação às suas conquistas e vontades, é fazer a distinção entre qualquer ambição que tenha significado pessoal atrelado a ela (ou seja, que reflita seus valores e o ajude a viver de acordo com eles) e qualquer ambição que tenha a ver com provar seu valor externamente, para outras pessoas. Olhar para dentro, não para fora, em busca de validação é uma tarefa de entrega que pode nos encher de alegria, interrompendo instantaneamente quaisquer julgamentos ou comparações que possam nos fazer sentir mal a respeito de nós mesmos.

CAPÍTULO 3

Dr. Google e diagnósticos #EmAlta

Por que a internet pode não ter todas as respostas
Se você tem a impressão de que saúde mental é um tema que aparece em todas as suas redes sociais, não está errado. Transtornos mentais e diagnósticos estão em voga, e ainda está por se decidir se isso é bom ou ruim.

A chegada do TikTok, especialmente, aumentou o conteúdo sobre saúde mental nas redes sociais, com mais pessoas compartilhando suas dificuldades e diagnósticos — e propagando conhecimento geral — para podermos saber o "porquê" por trás de seus sentimentos. Junte a isso o Instagram, o Reddit, o Facebook, o BeReal, o YouTube e os sites de busca, e as opções para pesquisar conteúdo relacionado a saúde mental são infinitas.

Por um lado, é incrível que essas condições sejam expostas e discutidas em âmbito público — esse é o primeiro passo para reduzir o estigma associado a condições de saúde mental. Além disso, encontrar uma comunidade que experimenta a vida como nós pode ser incrivelmente validador e proporcionar um apoio singular em um espaço onde passamos uma boa parte do tempo. Só precisamos olhar para o número de usuários do Reddit que postam em subreddits como r/depression_help, r/ADHD, r/neurodiversity e r/anxiety para entender que um lugar comum para compartilhar estratégias de enfrentamento e abordagens uns com os outros pode ser positivo.

No entanto, o outro lado oferece um panorama mais sinistro: o da possibilidade de autodiagnóstico de transtornos muito sérios com base em informação não regulamentada, porque experimentamos um ou dois sintomas semelhantes aos de alguém que vimos na internet. E diagnósticos incorretos podem levar a tratamentos ineficazes e nos fazer ignorar a verdadeira causa de nossos sentimentos negativos.

Transtornos mentais muitas vezes compartilham comorbidades, o que significa que quem enfrenta um provavelmente também tem sintomas de outro. Podemos fazer o autodiagnóstico correto de um primeiro transtorno (por exemplo, déficit de atenção com hiperatividade, ou TDAH), mas deixarmos de diagnosticar outro pelo qual também estamos passando (como a ansiedade). Por isso é importante procurar um profissional da área de saúde mental para confirmar qualquer diagnóstico e compartilhar todos os sintomas que enfrentamos, em vez de apenas aqueles que vemos refletidos em nós a partir de conteúdo on-line.

Não é nem necessário dizer que a informação que encontramos na internet nem sempre é precisa. Um dos riscos mais significantes de buscar orientação sobre saúde mental on-line é que ela pode não ser verdadeira, ou pode ser divulgada com segundas intenções, como no caso de influenciadores tentando conseguir seguidores, ou de uma marca querendo vender algum produto.

Por conta dos algoritmos das redes sociais, seu feed pode ser dominado por conteúdo de saúde mental. Isso pode estreitar seu foco de atenção ou sentimento de identificação, o que é prejudicial.

Eu incentivaria as pessoas a usar a informação que encontram nas redes sociais como um ponto de partida, mas verificar como essa informação se encaixa e se adequa a outros recursos, como profissionais de saúde, pesquisas publicadas e diretrizes de fontes confiáveis.

Melissa Burgess, psicóloga clínica

Nossas aflições podem não ter sido inventadas pelas redes sociais e pela internet, mas o mundo digital nos deu um lugar onde colocá-las e multiplicá-las em tal medida que podem nos impactar diariamente. Treinar o algoritmo das nossas redes sociais é um ato de autocuidado, tanto quanto qualquer outra atitude que tomamos em relação à saúde mental.

Tem sido demonstrado que o uso prolongado das redes sociais expõe os usuários a sintomas relacionados à saúde mental, e o aumento do autodiagnóstico tem sido estudado no mundo todo. Por exemplo, uma pesquisa no jornal *Comprehensive Psychiatry* ("Psiquiatria Integral", em tradução livre) observou que usuários do TikTok estavam diagnosticando seus "tiques" como Síndrome de Tourette, porque o algoritmo produzia conteúdo gerado por usuários que reforçavam emocionalmente essas crenças.[1] Resumindo, quando buscamos certos significados nas redes sociais, o conteúdo da câmera de eco de saúde mental que nos é devolvido pode acabar por *exacerbar* os sintomas de saúde mental.

E não vamos esquecer nossa velha amiga, a comparação — que pode ser desencadeada pelo tempo que passamos na internet. Glen James, apresentador do *My Millennial Money* ("Meu Dinheiro Millenial", em tradução livre), dá ótimos conselhos para nos protegermos dos perigos da comparação constante na vida on-line: "Deixar de seguir ou silenciar qualquer conta que o faça optar pelo caminho da comparação. Saber que, embora pareça que seu amigo tem um estilo de vida luxuoso, há uma boa chance de ele estar se endividando para financiá-lo, o que significa que, em última análise, ele não pode bancar o que consome. Concentre-se em seus objetivos pessoais e procure fazer o melhor que puder. O melhor a se fazer é só se comparar com sua versão de ontem e com quanto avançou.".

Um importante ponto positivo decorrente de conversas on-line sobre saúde mental é que estigmas mantidos por muito tempo estão sendo derrubados. Há algo a lembrar, no entanto. Navegar por qualquer conteúdo das redes sociais é difícil, e para quem ainda está descobrindo como funcionam as plataformas e os algoritmos, pode ser perigoso seguir conselhos às cegas sem a compreensão mais refinada de que tudo o que vemos na internet passa por uma curadoria e a pessoa que fez a postagem ali tinha um objetivo. Questionar *por que* alguma coisa foi postada enquanto navegamos pode nos ajudar a manter o pensamento crítico.

Antes de as redes sociais existirem, havia os buscadores, e com eles veio o "Dr. Google" — expressão coloquial que descreve o ato de pesquisar sintomas no buscador para obter um diagnóstico, em vez de ir ao médico e procurar orientação especializada. Para alguns, pesquisar na internet sintomas de doenças mentais era questão de economia, em tempos em que cuidados com a saúde eram inacessíveis. No entanto, o problema com diagnósticos digitais é que os resultados que aparecem primeiro nem sempre refletem nossa identidade como um todo, e, mais tarde, isso pode causar impacto em como — e se — procuramos ajuda.

Vejamos a maioria global. Apesar de pessoas não brancas responderem por 85% da população mundial, grande parte do conteúdo on-line sobre saúde mental continua sendo produzido por brancos ocidentais, de forma que outras origens e culturas podem ter dificuldade para se ver representadas no que encontram na internet. E é importante notar que saúde mental não pode ser compreendida se isolada de cultura e identidade. Orientações que funcionam em determinada cultura, classe, gênero ou grupo de identidade sexual podem não ser tão adequadas a quem não faz parte desse grupo.

> *Interseccionalidade é um grande campo para melhoria. Experiências vividas, estejam elas associadas a cultura, raça, gênero, sexualidade, classe, origem socioeconômica ou saúde causam forte impacto na disponibilidade e nas maneiras como comunidades lidam com a complexidade da saúde mental.*
>
> *Entender a variedade de intersecções de identidade nos permite ver essa pessoa integralmente como o humano pleno que é. Quando reconhecemos que esses fatores fazem imensa diferença em nossa vida, podemos tratar da saúde mental juntos e de maneira holística e verdadeira.*
>
> Maggie, 24
> Melbourne, Victoria

Dado que grande parte da terapia envolve perceber nosso verdadeiro eu, é benéfico buscar histórias e apoio que representem as diversas facetas de identidade que nos fazem *ser quem somos*. Por exemplo, podemos ter dificuldades para estabelecer vínculo com um terapeuta que vem de uma cultura diferente da nossa, porque ele não entende que não podemos simplesmente sair de casa se nos sentimos sufocados por nossos pais — em nossa cultura, o "certo" é respeitar e cuidar de nossos idosos. Esse exemplo simples de atrito que pode surgir no âmbito da terapia talvez surja quando buscamos ajuda na internet com indivíduos sem rosto, e é por isso que, quando tentamos saber mais de nós e de nossas dificuldades de saúde mental por meio de um método digital, vale a pena buscar o conhecimento de pessoas com valores semelhantes aos nossos.

Saúde mental como traço de personalidade

É ótimo receber um diagnóstico para entender melhor nossas condições de saúde mental, mas é igualmente importante evitar dedicar muita energia a ele a ponto de isso se tornar um dos traços principais da nossa personalidade. A expressão "traço de personalidade" tem sido cooptada pelas redes sociais, com seu significado mudando de "um padrão consistente e estável de pensamentos, sentimentos e comportamentos que compõem as características do indivíduo" para "algo único e abrangente que me define como pessoa". A diferença é quanta influência essa característica exerce sobre nós: ela contribui para uma única faceta nossa (como na primeira definição), ou define *tudo* sobre nós (como na segunda definição)?

Por exemplo, alguém diagnosticado com transtorno de ansiedade generalizada (TAG) pode estar ciente de suas tendências ansiosas e usar estratégias para administrar preocupações no local de trabalho: "Sei que tenho ansiedade, então vou anotar minhas tarefas e executá-las em ordem de prioridade para amenizar minhas preocupações". Uma pessoa que vê a ansiedade como traço de personalidade, no entanto, pode tornar o transtorno um ponto focal negativo: "Tenho ansiedade, então sempre vou estar preocupado com minha lista de tarefas e nunca vou conseguir executá-la de verdade". Neste exemplo, podemos ver como a segunda pessoa se coloca completamente em sua ansiedade, usando-a como desculpa para não executar suas tarefas. De fato, essa aceitação do transtorno como característica de personalidade dá a ele poder sobre a pessoa, levando-a a desistir do controle, o que pode ser insalubre e contraprodutivo.

É possível acabarmos com um diagnóstico errado de um transtorno mental quando tentamos fazer isso por conta própria, em vez de buscarmos a confirmação de um profissional. Diagnosticar o transtorno errado pode causar demora no tratamento, o que, por sua vez, pode levar à piora da condição. Procure apoio de um profissional de saúde mental que possa fazer o diagnóstico com base no critério diagnóstico específico desenvolvido ao longo de anos e anos de pesquisa, como a Escala de Estresse Psicológico de Kessler (K10), ou o *Manual diagnóstico e estatístico de transtornos mentais* (DSM).

Em 2022, ao dar uma palestra em uma feira de inovação em Londres, a jornalista e professora de ensino médio Lucy Kellaway explicou o problema: "Meus alunos aprenderam sobre ansiedade no TikTok. O TikTok diz que, se você se perceber fazendo isso" — Kellaway mexe no cabelo — "ou se você se desliga por um momento, você 'tem ansiedade'. Isso os faz piorar muito... Ao falar de saúde mental sem entender nada sobre o assunto, metade dos jovens no mundo [se] diagnosticou [com] um transtorno, e esse é um problema muito, muito sério".

A psicoterapeuta e autora best-seller do *New York Times*, Esther Perel, respondeu: "Sou sempre sensível quando o assunto é patologizar indivíduos em vez de entender que nossa sociedade pode ter alguns problemas. A crise de saúde mental é um jeito de individualizar questões sociais. Você não é ansioso. Você está vivendo de maneira perfeitamente apropriada, dadas as condições que enfrenta em sua vida ou na vida de sua família. Isso é muito diferente".[2]

A vida pode ser um gatilho. Ela é cheia de altos e baixos que nós, como seres humanos, enfrentamos coletivamente. Mas existe um aumento autêntico de jovens que sofrem com transtornos e que recorrem à automutilação para lidar com seus sintomas. Estigma, falta de acesso a profissionais da área de saúde, impossibilidade de destinar recursos para os cuidados com a saúde mental e outras coisas podem estar contribuindo para as pessoas procurarem na internet as informações e a validação de seus sentimentos, e por que não estão mais se sentindo bem.

A câmera de eco das redes sociais significa que os assuntos com que a pessoa interage são exacerbados pelos algoritmos. Se consumimos conteúdo que é só desgraça e tristeza, vamos ver cada vez mais disso. Infelizmente, por causa do jeito como o mundo está, nem sempre isso é evitável. Países estão em guerra, a pressão financeira se impõe, a necessidade de ser único em um mundo sofrendo de síndrome de alta exposição é desafiadora, o clima está mudando e existe uma variedade de outros conflitos com o potencial de nos prender em um estado mental de "desgraça e tristeza" on-line. Encontrar uma comunidade — qualquer uma — pode nos ajudar a nos sentir menos sozinhos.

A Pesquisa Nacional de Saúde Mental do Jovem realizada em 2022 pela Headspace, uma fundação de saúde mental australiana sem fins lucrativos, constatou que 58% dos jovens sentem que a quantidade de informação nas redes sociais é avassaladora. De fato, metade dos jovens australianos sentia que seria bom se desconectar, mas temia ficar de fora de tendências, atualizações políticas ou até fofocas.[3] É uma característica humana comparar-se a outras pessoas, e as redes sociais tornaram essa comparação muito mais fácil do que jamais foi.

Mas pense nisto: quando estamos na internet, mostramos o nosso eu mais autêntico? Provavelmente não. Então por que aceitar o que os outros compartilham como realidade? Podemos ver casais sorrindo e rindo juntos e desejar o que eles têm, mas não os vemos lavando roupa no fim de semana nem discutindo quem lava a louça. Podemos sentir tristeza vendo um amigo postar foto dos tênis novos que não podemos comprar, mas não sabemos que os pais dele bancam seus hábitos de consumo. Questione tudo, e também será capaz de questionar se sua resposta ao conteúdo que vê na internet é válida.

E lembre-se, mesmo que não tenha um diagnóstico (auto-diagnosticado ou não), seus sentimentos ainda são reais. Se está nervoso, então está nervoso. Não é necessário um diagnóstico de ansiedade para validar suas preocupações.

Quando celebridades cuidam da própria mente

Fora das redes sociais, a saúde mental é cada vez mais discutida na indústria do entretenimento e nos noticiários — às vezes, oferecendo imagens distorcidas que enfatizam a imprevisibilidade ou o perigo de uma condição, o que pode prejudicar a autoestima e impedir as pessoas de procurar ajuda.[4] Ultimamente, porém, notamos que as celebridades, cada vez mais, estão falando de questões complexas de saúde mental, o que demonstra que esse é um problema que não discrimina.

No documentário *Minha mente e eu*, Selena Gomez mostra sua jornada de seis anos enfrentando um diagnóstico de transtorno bipolar e outro de lúpus (uma doença autoimune crônica em que o sistema imunológico do indivíduo ataca tecidos e órgãos). O documentário mostra a cantora, atriz, empresária e filantropa aprendendo a viver com suas questões de saúde mental e a encontrar um propósito. Ela aponta que, apesar de sua vida parecer incrível para quem vê de fora, a verdade era que havia sofrimento mental e emocional. Selena só se sentiu compreendida quando recebeu um diagnóstico. Embora às vezes enfrente sérias dificuldades com pensamentos e sentimentos, ela explica, no documentário, que isso não a torna inferior nem fraca; só humana.

Histórias a respeito atletas ou políticos que dão um tempo na carreira por causa da saúde mental nem sempre são bem-recebidas pelo público, mas a cultura popular e as redes sociais estão expandindo a discussão em torno do tema para diminuir o tabu e desestigmatizar conceitos de bem-estar mental. Produções como *Minha mente e eu* e podcasts como *All in the Mind* ("Tudo na mente", em tradução livre) e *The Imperfects* ("Os imperfeitos") são parte dessa conversa em expansão.

Programas australianos como Heartbreak High: Onde tudo acontece *e* Please Like Me *("Por favor, goste de mim", em tradução livre) — e até* Bluey *— atacam de maneira aberta e franca os desafios da saúde mental. Nomes da mídia independente australiana como os apresentadores do podcast* Shameless *e* Abbie Chatfield *também estão abrindo caminho para um novo tipo de reportagem, que é guiado por valores e não tem medo de se fazer ouvir quando se sente para baixo.*

Na última década, a ascensão das redes sociais levou as pessoas a compartilharem parte da vida pessoal on-line, e agora questões mentais como ansiedade e depressão são corriqueiras. A normalização dessas dificuldades tem compelido e fortalecido pessoas, famosas ou não, a compartilharem suas experiências com a saúde mental. O imediatismo dessas redes traz intimidade à conversa sobre saúde mental; stories *no Instagram, as atualizações fugazes do BeReal e vídeos espontâneos no TikTok podem ser meios de transmitir retratos sinceros de dificuldades relacionadas à saúde mental.*

As redes sociais democratizaram a terapia em muitos sentidos — termos como "gaslighting" e "limites" entraram no vocabulário comum. Seu impacto na maneira como falamos e agimos agora em relação à saúde mental não pode ser subestimado.

Maggie, 24
Melbourne, Victoria

Usar as redes sociais com segurança

Este capítulo pode parecer um outdoor que diz: "Redes sociais são a escória da humanidade!", mas também podem ser usadas com segurança quando as acessamos com as intenções certas. Há algo a ser dito sobre encontrar nossa comunidade, e abordar o conteúdo com curiosidade vai nos ajudar a navegar com segurança. Na próxima vez que estiver rolando a tela, pergunte a si mesmo:

- O que vou extrair deste post? Ele me faz me sentir bem, ou me põe para baixo?
- Por que o criador subiu esse conteúdo? Está compartilhando suas experiências, vendendo alguma coisa ou dando orientações?
- Esta pessoa é um especialista? Quanta importância devo dar ao que ela está dizendo? Que qualificações ela tem?
- As experiências desta pessoa refletem as minhas? Ela tem a mesma formação cultural que eu? A idade é próxima da minha?
- Esta pessoa segue outras contas que também são positivas? E será que posso segui-los para ter conteúdo íntegro relacionado?
- Esta pessoa disse que foi diagnosticada? Ou acredito que ela autodiagnosticou sua condição?
- Isto reflete inteiramente minha experiência com o sintoma? Ou me identifico apenas em parte com o conteúdo do post?
- Tenho condições mentais para ver este conteúdo? Estou absorvendo a informação de maneira positiva?

Engajar com conteúdos que educam e informam é benéfico para a saúde mental, mas fazer isso com conteúdos que nos fazem sentir pior, mesmo que nos vejamos refletidos neles, não ajuda. Silencie contas que o fazem se sentir pior quando as vê em seu feed e busque conteúdo que melhore seu humor. Assim, as redes sociais podem ajudar a normalizar nossas experiências e nos incentivar a buscar ajuda profissional.

Acho que o Instagram e o TikTok fazem um bom trabalho ao abordar a saúde mental. Depende do seu feed, mas o meu é cheio de citações e histórias inspiradoras, porque é com o que engajo. Dito isso, sempre pode melhorar.

Jane, 24
Perth, Austrália Ocidental

Considere também a ideia de usar as ferramentas disponibilizadas pelas plataformas. Por exemplo, o Pinterest tem um espaço chamado "Heaven" ("Paraíso", em português), no qual usuários podem escolher ver conteúdos que os acalmem ou os incentivem a registrar seus sentimentos. O TikTok compartilha recursos de suporte quando os usuários buscam termos específicos, como #suicídio ou #transtornosalimentares.

Por fim, separe influenciadores de profissionais e se empenhe em ouvir aqueles da segunda categoria. Siga seu terapeuta nas redes sociais, ou ative as notificações de quem compartilha suas certificações publicamente, por exemplo, listando entidades profissionais dos quais eles sejam membros. Assim, você pode ter confiança de que a informação que está recebendo sobre saúde mental é informada e focada em fazer você se sentir melhor.

CAPÍTULO 4

TCC, TCD, TAC... PQP?

O que é terapia?

A terapia, também conhecida como psicoterapia, foi concebida para nos ajudar a melhorar nossas habilidades de enfrentamento quando alguma coisa externa nos tira do eixo. Ela nos ajuda a mudar padrões de pensamento e a superar quaisquer dificuldades que temos de nos compreender. Oferecida por terapeuta, psicólogo, psiquiatra ou profissional de assistência social, a terapia, no geral, é usada para administrar problemas relacionados à saúde mental, embora também se possa lançar mão dela para alterar pensamentos ou comportamentos recorrentes e nocivos.

Alguns indivíduos são obrigados a recorrer à terapia depois de um incidente. No entanto, na Austrália, a maioria das pessoas em terapia está lá por vontade própria, com o objetivo de se tornarem versões melhoradas de si. Uma terapia bem-sucedida pode ajudar a:

- Controlar estresse, ansiedade, compulsões, vício e dificuldades interpessoais.
- Revelar e lidar com limitações físicas e mentais, e com experiências traumáticas dos primeiros anos de vida.
- Lidar com preconceitos e injustiças percebidos por meio da sociedade e da cultura.

- Lidar com solidão, falta de propósito e crises existenciais.
- Processo de luto e transições de vida.
- Identificar e atravessar "bloqueios" recorrentes para ter uma vida melhor.
- Fortalecer a saúde mental para o futuro.

A principal diferença entre os terapeutas é a metodologia que usam. A tabela a seguir é um guia para três profissionais e não se limita apenas ao que está listado.

	TERAPEUTA	PSICÓLOGO	PSIQUIATRA
ABORDAGEM	• Mais orientada à pessoa. • Encoraja o cliente a encontrar formas de lidar com as próprias emoções por meio de técnicas baseadas em evidências. • Oferece e identifica apoio para o bem-estar do cliente.	• Mais orientada à abordagem. • Diagnostica e atende problemas mais graves. • Encoraja os clientes (e por vezes amigos e cuidadores) a auxiliarem na escolha do melhor tratamento.	• Abordagem médica. • Diagnostica e trata problemas graves. • Médicos formados que podem prescrever medicamentos como parte do tratamento.
ESPECIALISTAS EM	• Ouvir e ajudar os clientes a atingir objetivos. • Solução de curto prazo com foco em estratégias.	• Ciência de como as pessoas pensam, sentem, se comportam e aprendem. • Cérebro, memória, aprendizado e processos do desenvolvimento humano.	• Fazer diagnósticos complexos. • Oferecer ampla gama de tratamento para doenças mentais complexas e graves.

DURAÇÃO MÉDIA DE EDUCAÇÃO DE NÍVEL SUPERIOR	• 3 anos	• 6 anos	• 11 anos
REGULAMENTAÇÃO (Dados referentes a regulamentação na Austrália)	• Profissão autorregulamentada. • Registro em associações profissionais, como Australian Counselling Association (ACA) ou Psychotherapy and Counselling Federation of Australia (PACFA), necessária para concluir os cursos credenciados de nível superior.	• Profissão regulamentada. • Psicólogos devem ser registrados no Psychology Board of Australia, que é apoiado pela Australian Health Practitioner Regulation Agency (AHPRA). • Há muitas associações profissionais, a depender da especialidade.	• Profissão regulamentada. • Psiquiatras precisam ter registro na Australian Health Practitioner Regulation Agency (AHPRA) e no Royal Australian & New Zealand College of Psychiatrists (RANZCP).

Nota: Informações corretas na época da impressão.

Tipicamente, deve-se procurar um terapeuta quando precisar de apoio geral, e um psicólogo ou psiquiatra para um problema mais grave ou complexo de saúde mental. Independentemente de ser terapeuta, psicólogo ou psiquiatra, um dos fatores-chave para a terapia bem-sucedida é sentir conexão com o terapeuta. É importante trabalhar com alguém que você sente que é respeitoso, compreensivo, solidário e útil.

Melissa Burgess, psicóloga clínica

"Psicoterapia" é um termo guarda-chuva que inclui terapeutas, psicólogos, psiquiatras e até profissionais da assistência social que utilizam terapia verbal como parte da prática quando trabalham com clientes, que são, mais frequentemente, indivíduos, embora também possam ser casais, famílias, grupos e organizações.

Não é "paciente", é "cliente"

Na Austrália, a pessoa que busca a terapia é conhecida como "cliente", não como "paciente". Essa pequena nuance modifica a dinâmica de poder e o devolve à pessoa que busca a terapia; clientes são participantes ativos da própria jornada de saúde mental. Um "paciente" é alguém que recebe tratamento médico, o que os torna dependentes do profissional médico. Um "cliente", por comparação, é alguém que contrata serviços, o que significa que são parceiros do terapeuta, e, juntos, abordam sua saúde mental.

Um dos mais respeitados pensadores da área da psicologia do século XX, o psicólogo americano Carl Rogers, cunhou a expressão terapia "centrada no cliente" (mais tarde "centrada na pessoa"), que significa colocar a pessoa que busca o apoio no centro de tudo que acontece na sala.[1] Isso empodera o cliente com a competência de encontrar as próprias soluções *com* a ajuda do terapeuta.

O sucesso na terapia com frequência depende da relação cliente-terapeuta. Estabelecida na primeira sessão — e, às vezes, até nos primeiros dez minutos —, a qualidade dessa relação pode impactar o quanto os resultados (também conhecidos como "desfechos terapêuticos") são bons. Isso porque a relação de aconselhamento é baseada em confiança e parceria, o que oferece um ambiente seguro para estar vulnerável e compartilhar nossas verdadeiras emoções. O terapeuta nos ajuda a reconhecer e a compreender as emoções que são o cerne da informação que compartilhamos. Também é papel do terapeuta devolver e nos ajudar a encontrar significado nisso tudo. Como podemos ver, a terapia parece uma dança — da qual o cliente é o condutor. Quanto mais próxima a relação terapêutica, melhores os resultados.

Como a terapia tem a ver com a busca por apoio, um terapeuta só vai revelar sobre si mesmo o que for necessário para benefício do cliente. Por exemplo, um terapeuta pode ter crenças religiosas particulares, atitudes ou comportamentos alinhados aos nossos, e decidir comentar sobre isso se sentir que a informação vai ajudar o cliente a se sentir seguro e compreendido. No entanto, a congruência (quando a experiência interna de uma pessoa coincide com sua expressão externa) vai acabar aí. Um terapeuta é real, autêntico e sincero com seus clientes, mas não volta o foco de uma sessão para si mesmo. Congruência, além de demonstrar empatia e uma visão positiva incondicional (aceitação completa, isenta de julgamento, com todas as nossas forças e fraquezas, fragilidades e características positivas), é uma ferramenta usada por terapeutas para construir uma sintonia autêntica com os clientes.

O que esperar em uma sessão de terapia

Uma sessão padrão de terapia dura aproximadamente cinquenta minutos, com os dez minutos que completam a hora usados pelo terapeuta para organizar anotações do caso e pagamentos, e para se preparar para o próximo cliente (sem mencionar uma passada no banheiro!). A maioria das sessões é presencial, em uma sala privada com decoração relaxante, cadeiras confortáveis, água e lenços; no entanto, muitos terapeutas também atendem por teleconsulta (via conferência on-line), o que permite que os clientes encaixem as sessões em sua rotina.

Cada sessão é diferente, embora a informação a seguir lhe dê uma boa ideia do que esperar.

A primeira sessão é diferente das seguintes, ela serve para vocês "se conhecerem". Terapeutas utilizam esse tempo para entender o motivo para termos procurado ajuda (conhecido como "apresentar o problema"), nossa história e relacionamentos interpessoais mais próximos, e qualquer informação pertinente ao problema apresentado. Essas informações são levantadas durante a "triagem" inicial, e pode parecer que o terapeuta está fazendo perguntas padronizadas que não têm muito a ver com o motivo para termos buscado ajuda. Mas ele está formando um quadro geral para nos ajudar a identificar tendências. Essa coleta de informações é conhecida como "formulação de caso".

Antes de começar a triagem, o terapeuta vai informar o que esperar da sessão e seu dever de denunciante obrigatório. Por exemplo, ele pode dizer algo como:

Terapia comigo envolve [x, y e z]. Este é um espaço seguro para você se mostrar vulnerável. Você pode me perguntar qualquer coisa sobre meu processo terapêutico, sobre minhas qualificações e experiência. Tudo que disser na sessão vai ser mantido em sigilo; porém, há exceções a essa regra. Por exemplo, se você assinar um documento que me autoriza a compartilhar informações com o pessoal de apoio da sua equipe de cuidados médicos [como um clínico geral ou um psiquiatra], isso me permite quebrar o sigilo. Ou se eu identificar que você representa um risco para si mesmo ou outra pessoa, como em caso de suicídio, negligência ou abuso, tenho o dever [estabelecido por uma organização profissional/ meu código de ética de conduta] de informar a outras pessoas, como as autoridades — precisamos manter tanto você quanto os outros em segurança. Por fim, se um juiz me intimar a entregar seus registros ao tribunal, tenho que entregá-los. O que acha disso? Tem alguma pergunta?

Normalmente, essa explicação é verbal, mas também pode ser que o terapeuta dê um formulário para o cliente assinar, no qual detalha todos os serviços que serão oferecidos, como concordamos em nos comportar em terapia (com franqueza, respeito e sinceridade), horários e honorários, seguro ou reembolso, manutenção de registros confidenciais, disponibilidade do terapeuta e informações de contato, assim como quaisquer outros direitos que tenhamos como clientes.

Quando oferece o formulário, o terapeuta está pedindo consentimento para seguir com a terapia — o que significa que estamos cientes de nossos direitos como clientes e aceitamos continuar com a relação terapêutica.

Terapia não tem a ver com o que o terapeuta recebe de nós, mas com o que nós recebemos dele. Na primeira sessão, isso envolve fazer a triagem em parceria. O terapeuta deve oferecer uma visão positiva incondicional, pela qual nós, clientes, somos aceitos e apoiados independentemente do que dizemos ou fazemos (com exceção de abuso, é claro). Isso vai permitir os melhores resultados terapêuticos, e, se alguma coisa parecer "esquisita" entre cliente e terapeuta depois da primeira sessão, o cliente tem o direito de se perguntar se foi só desconforto por estar vulnerável em um lugar onde nunca esteve, ou se talvez esse não seja o terapeuta ideal (o que é normal — veja o Capítulo 17, "Buscando ajuda profissional", para dicas de como encontrar o que for melhor para você).

———

Quando estabelecemos um ritmo com nosso terapeuta, ele passa a trabalhar conosco para identificar os maiores obstáculos que desejamos superar nas sessões — e as estratégicas para nos ajudar com isso. Esses obstáculos pode(m) ser o(s) problema(s) apresentado(s) quando marcamos a primeira sessão (problemas relacionados ao sono, sensação de solidão, raiva aumentada), ou podem ser questões maiores que se manifestam nos sintomas (bullying, negligência, autoestima baixa). O terapeuta recorre à sua experiência profissional e aos tipos preferidos de terapia (veja mais adiante neste capítulo) para trabalhar conosco pelo nosso bem-estar.

Para garantir que tiraremos o máximo proveito do tratamento, o terapeuta deve perguntar:

- Se gostaríamos de fazer um "dever de casa" entre as sessões, ou se preferimos trabalhar apenas durante os encontros.
- Se temos a tendência de assumir uma tarefa e realizá-la, ou se é um pouco mais difícil começá-la.
- Se estamos nessa jornada sozinhos, ou se temos um sistema de apoio formado por amigos e/ ou família.

Tudo isso é para ajudar o terapeuta a nos entender e garantir que estamos trabalhando juntos de modo a nos fazer sentir melhor no longo prazo. O terapeuta também pode perguntar de vez em quando se sentimos que a terapia está nos dando o retorno de que precisamos. Isso não tem a ver com ele, mas com garantir que nos sentimos *compreendidos* e *apoiados*. Despido todo o resto, é isso que a terapia realmente almeja.

———

Depois de várias semanas ou meses, podemos descobrir que não temos nada de pertinente a dizer nas sessões. Nesses momentos, o terapeuta pode querer ouvir mais sobre algum assunto trivial discutido anteriormente. Isso porque ele acredita que existe um motivo para termos abordado o assunto, e quer que o exploremos mais. É então que o tópico subjacente pode emergir.

Como escreve a psicoterapeuta Lori Gottlieb em seu best-seller do *New York Times, Talvez você deva conversar com alguém*: "Leva um tempo para ouvir a história de uma pessoa e para essa pessoa contá-la, e como a maioria das histórias — inclusive a minha — ela ricocheteia por todo o lugar, antes de você saber qual é realmente o enredo.".[2]

Ao criar um espaço seguro e acolhedor para nós — assentindo, pedindo para continuarmos, devolvendo e resumindo o que dissemos — um terapeuta pode nos ajudar a chegar ao fundo de um novo tópico que podemos querer explorar.

Transtornos e diagnósticos de saúde mental

A terminologia usada na terapia é importante, mas pode ser confusa. Por exemplo, veja a seguir a diferença entre saúde mental, bem-estar, doença e transtorno, conforme o atual consenso dos profissionais na área:

- **Saúde mental**: bem-estar emocional, psicológico e social. Todos têm saúde mental; no entanto, o grau da estabilidade e positividade dela pode variar de pessoa para pessoa, de dia para dia e até mesmo de hora para hora. Quando a saúde mental atinge — ou fica abaixo — de um certo limiar, devemos buscar terapia.
- **Bem-estar mental**: estado positivo de saúde mental em que conseguimos lidar, aprender, trabalhar e nos envolver com a vida.
- **Doença mental**: desafios complexos de saúde mental que não são apenas parte do cotidiano. De natureza mais crônica, é diagnosticada pelo uso de uma ferramenta clínica que determina se os sintomas correspondem a um conjunto padrão de critérios (veja mais a seguir).
- **Transtorno mental**: usado de modo intercambiável com "doença mental", os transtornos mentais são um subconjunto baseado em sintomas clinicamente significativos. Por exemplo, podemos ter um "transtorno de ansiedade", um "transtorno alimentar" ou um "transtorno neurodesenvolvimental".

Todos nós temos *saúde mental*. Todos nós podemos buscar o *bem-estar mental*.

Não precisamos ter uma doença ou transtorno mental clinicamente significativo para buscar terapia. Na verdade, muitos clientes têm um terapeuta para melhorar seu bem-estar mental por meio de estratégias que podem implementar todos os dias. Porém, quando essas estratégias não funcionam mais, listas de verificação e questionários clínicos — como a Escala de Estresse Psicológico de Kessler (K10) ou o *Manual Diagnóstico e Estatístico de Transtornos Mentais* (DSM) — podem ajudar a chegar a um diagnóstico.

Usadas por profissionais treinados, essas ferramentas podem nos ajudar a entender melhor nossa saúde mental, como geralmente acontece quando somos diagnosticados. É sempre melhor consultar um profissional para um diagnóstico formal, em vez de se autodiagnosticar comparando sintomas com aqueles encontrados na internet, pois um diagnóstico correto e um plano de cuidado de saúde mental que corresponda às nossas necessidades vão levar mais rápido a um bem-estar mental melhorado.

O estigma associado à terapia

Até agora, aprendemos que os terapeutas são profissionais treinados na área da saúde mental, cuja prioridade é melhorar o bem-estar de seus clientes. São pessoas que podem nos ajudar, com quem podemos conversar de forma confidencial, que nos ouvirão sem julgar quando estivermos mais vulneráveis. Parece muito útil, não é? Então por que ainda existe um estigma associado a fazer terapia?[3]

No passado, essa vergonha era consequência da falta de compreensão sobre o que realmente é terapia. Na época em que redes sociais eram só fruto da imaginação de Mark Zuckerberg, muitas pessoas acreditavam que só se fazia terapia quando se estava no meio de uma crise. E conversar sobre essa crise com amigos e familiares? Simplesmente não acontecia. Então dávamos desculpas para sair da aula ou do trabalho mais cedo ("Tenho uma consulta médica", "Preciso pegar as crianças na escola") ou almoçávamos ao ar livre para variar e íamos em segredo à sessão de terapia de cinquenta minutos.

Apenas quando celebridades, influenciadores e pessoas à nossa volta começaram a falar de saúde mental nas mídias tradicionais e sociais é que essa vergonha começou a diminuir. Nos primeiros anos da pandemia da covid-19, o governo australiano reconheceu a importância da terapia durante o autoisolamento e aumentou o número de sessões disponíveis via Medicare de dez para vinte por ano (embora isso tenha sido revogado posteriormente).[4] Agora, com a mídia dando mais atenção à saúde mental, estamos bem próximos de ver a vergonha associada a fazer terapia relegada aos livros de história.

No entanto, ainda há muito trabalho por fazer. Aborígenes e o povo das Ilhas do Estreito de Torres, membros da comunidade LGBTQIAPN+ e comunidades cultural e linguisticamente diversas (CALD) podem sofrer discriminação com relação a doenças mentais, o que causa impactos ainda maiores na saúde mental e, assim, é perpetuado o ciclo de estigma e vergonha. Especialistas em saúde mental são treinados pelo engajamento com essas comunidades e para o envolvimento com elas — mas isso não significa que todo mundo tenha meios para acessar a terapia.

A saúde mental não precisa ser uma batalha — embora em alguns dias possa parecer justamente isso. É possível trabalharmos pelo nosso bem-estar mental todos os dias. Não vamos esperar até estarmos no meio de uma crise. Reconheça a terapia pelo que ela é: uma ferramenta proativa para ter satisfação na vida.

Eu me orgulho de estar fazendo terapia, porque, para mim, não é diferente de ir ao dentista para cuidar de uma dor de dente ou procurar um médico para tratar de uma dor nas costas. O cérebro é um órgão importante, e precisa de amor e carinho! Muitos amigos meus fazem terapia, e conversamos sobre o progresso de nossas sessões.

Jane, 24
Perth, Austrália Ocidental

O relacionamento cliente-terapeuta

O relacionamento que temos com o terapeuta é construído com base em confiança. Se nos sentimos compreendidos e ouvidos durante a sessão, o terapeuta percorreu metade do caminho. Muitas vezes, porém, os sentimentos trazidos à tona podem ser confusos — para um ou ambos.

Transferência e contratransferência são discutidas frequentemente no treinamento de um profissional de saúde mental. Transferência é quando um cliente transfere seus sentimentos por outra pessoa para o terapeuta (por exemplo, podemos ver o terapeuta como uma figura paterna, porque ele tem qualidades semelhantes às do nosso pai).

Já a contratransferência tem o conceito inverso, ou seja, caracteriza-se quando um terapeuta transfere seus desejos ou então sentimentos para os clientes que atende (por exemplo, eles podem se pegar pensando em tomar um café conosco, porque gostam de nós).

Embora transferência e contratransferência possam ser uma parte normal e até útil do processo terapêutico, os terapeutas são treinados para identificar e corrigir o curso de quaisquer ocorrências que confundam os limites do profissionalismo e da ética. Mergulhar no *porquê* de esses sentimentos ocorreram pode dar ao terapeuta um insight maior do cliente e de suas necessidades.

É fundamental lembrar que um terapeuta é só uma pessoa. Eles não são oráculos, mágicos nem conhecedores de todas as coisas. Não têm todas as respostas, mas, como querem o melhor para nós, farão o possível para nos ajudar a encontrá-las. Se não tiverem certeza do caminho a seguir ou da resposta para uma pergunta que fizemos, dirão "não sei" e trabalharão para nos dar um retorno na semana seguinte. A franqueza durante a sessão é uma via de mão dupla.

É desafiador sentir-se seguro em um lugar e com um terapeuta com o qual você não se alinha. O que é importante para eles em uma escala de valores varia de pessoa para pessoa, mas acredito que encontrar um terapeuta é muito parecido com sair com possíveis parceiros. Nem sempre vai "dar liga" com todo mundo com quem você sai, e leva tempo para encontrar o terapeuta que tenha uma sinergia com seu histórico e suas necessidades. Para mim, é imprescindível que meu terapeuta tenha experiência com comunidades CALD, tenha conhecimento de trauma e não traga seus viés e pontos de vista pessoais para as sessões (o que já aconteceu comigo).

Hawraa, 30
Melbourne, Victoria

E até mesmo os terapeutas precisam de terapeutas! Bons terapeutas procuram a orientação de colegas mais experientes, fazem terapia e se dedicam ao desenvolvimento profissional contínuo para garantir que suas habilidades e conhecimentos estejam atualizados de acordo com as pesquisas mais recentes.

Abordagens terapêuticas comuns

Acredita-se que os primeiros esboços de terapia tenham surgido na Grécia Antiga, onde os filósofos Platão e Aristóteles e o médico Hipócrates examinavam a saúde mental com auxílio da medicina. É difícil identificar o momento em que a terapia como a conhecemos hoje surgiu. Durante centenas de anos, as pessoas buscaram conversas individuais para entender melhor os estresses da vida, relacionamentos, dúvidas ou medos, desafios emocionais e transtornos de saúde mental. Em que ponto essas conversas se tornaram profissionalmente influenciadas e se desviaram para a psicoterapia?

Vários médicos que estudavam hipnose e sonhos no século XIX receberam o crédito nos livros de história pelo início da psicoterapia, a maioria destruindo a crença comum na época de que doença mental estava associada à bruxaria e a outras forças sobrenaturais. A psicoterapia como a conhecemos — "terapia verbal" — só explodiu de verdade no final do século XIX, quando a "cura verbal para transtornos nervosos" de Josef Breuer foi explorada por Breuer e seu colega médico Sigmund Freud. Muitos alunos de Freud expandiriam seu trabalho, aprofundando-o no campo da psicanálise e desenvolvendo a terapia psicodinâmica.

Desde então, nos vários campos psicoterápicos da psiquiatria, psicologia, e muito mais, a área cresceu junto da nossa busca por significado. Embora algumas pesquisas experimentais conduzidas por terapeutas em anos anteriores fossem questionáveis (pesquise no Google a respeito do "Experimento da Prisão de Stanford" ou do "Experimento do pequeno Albert"), todos os caminhos se convergiram nos dias de hoje — tornou-se um campo em desenvolvimento muito mais ético com um objetivo comum: entender melhor o comportamento humano e ajudar os clientes em terapia a terem uma vida mais feliz, saudável e produtiva.

———

Existem muitas abordagens terapêuticas que um profissional pode escolher para se especializar, e, ao longo dos anos, essas abordagens deram lugar a outras, e a outras novamente, cada uma apoiada por pesquisas e observações, e cada uma com diferentes técnicas e estratégias. Com muitas facetas adotando terminologia científica que não é frequentemente compartilhada senão entre os que trabalham na área, é compreensível que possamos ouvir "TCC", "TDC" e "ACT" e pensar, "PQP! Eu só quero ajuda!"

Letramento em saúde significa ter conhecimento e motivação para entender, avaliar e aplicar informações para tomar decisões melhores sobre a própria saúde e opções de atendimento médico. O letramento em saúde também é a razão por trás deste capítulo, e vai lhe dar uma compreensão básica da psicoterapia moderna para que, quando procurar um terapeuta ou falar com um pela primeira vez, você possa ouvir, aprender e tomar decisões informadas sobre seus próximos passos. As modalidades de terapia tendem a se enquadrar nas seguintes escolas:

- **Psicodinâmica**: as abordagens psicodinâmicas se concentram nas influências inconscientes em nossa maneira de funcionar. Fala-se bastante sobre questões mentais, com o objetivo de descobrir pensamentos ou comportamentos comuns que podem estar causando desconforto, e de melhorar nossa capacidade de exercer maior controle consciente sobre eles.

- **Humanista-existencial**: baseada na crença de que temos a melhor compreensão de nossas experiências e necessidades únicas, a terapia humanístico-existencial se concentra em melhorar o potencial humano. Aqueles que praticam essa modalidade acreditam que o cliente tem a melhor compreensão das próprias experiências e necessidades, e a capacidade de escolher como existir no mundo.

- **Cognitivo-comportamental**: a maneira como pensamos e nos comportamos ao identificar e abordar nossos problemas é essencial para a escola de terapia cognitivo-comportamental. Os terapeutas avaliam os clientes e, em seguida, intervêm para ajudar a mudar comportamentos ou pensamentos específicos. Esta é uma abordagem muito mais breve do que as terapias psicodinâmicas e humanístico-existenciais.

- **Pós-modernas**: trabalhando a partir do ponto de vista de que a maneira como construímos e processamos informações sobre nós mesmos e nosso mundo é fundamental para nossa identidade, as modalidades pós-modernas extraem do passado para informar o presente.

A abordagem terapêutica que um profissional escolhe usar depende de seu treinamento ou de sua especialização, assim como das necessidades singulares de seus clientes. Por exemplo, mesmo que alguém tenha se especializado em terapia cognitivo-comportamental (TCC), se um cliente se apresenta todas as semanas para a sessão com baixa autoestima e repetindo: "Eu sou muito desagradável. Ninguém nunca vai me amar", o terapeuta pode querer mudar a abordagem.

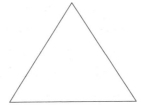

PENSAMENTOS
O que pensamos causa impacto no que sentimos e em como agimos
"Ninguém gosta de mim"

COMPORTAMENTOS
O modo como agimos impacta o que pensamos e sentimos
Afastamento dos outros

EMOÇÕES
O que sentimos impacta nossas atitudes e pensamentos
Desconexão

Figura 4.1 O "triângulo cognitivo", geralmente usado nas modalidades cognitivo-comportamentais para demonstrar como pensamentos, emoções e comportamento estão interconectados.

Talvez o terapeuta lembre que o cliente se descreveu como "criativo" na primeira sessão e veja um diário dentro de sua bolsa toda vez que ele está no divã, então, na sessão seguinte, o terapeuta oferece lápis de cor para praticar técnicas de arteterapia e abordar o problema de outra forma. O terapeuta pode pedir ao cliente para se desenhar na página e, em seguida, orientá-lo a adicionar "uma pessoa que o chamou de legal", "seu animal de estimação", "alguém para quem pode ligar quando se sente para baixo", "o colega que pagou um café para ele" e assim por diante. Ao desenhar cada uma dessas pessoas, o cliente pode ver que, na verdade, está cercado de pessoas que o amam, e que o pensamento absolutista de que "é impossível me amarem" é, na verdade, falso.

Encontrei a TCC quando fazia terapia devido a um transtorno alimentar. Era bom conversar com alguém durante uma hora, mas eu precisava de estratégias para usar nas outras vinte e três horas do dia, e foi aí que a TCC me ajudou a controlar minhas ansiedades. Eu tinha técnicas, ferramentas e mantras diferentes para usar de um jeito muito prático em cada crise de ansiedade. O lembrete visual de ferramentas e objetivos que me ajudava a mudar também me ajudava a ver quanto eu já havia progredido. Às vezes, você pensa que não foi muito longe, e então vê todos aqueles objetivos ticados, e isso passa uma sensação muito boa.

Nadine, 40
Sydney, Nova Gales do Sul

A maioria dos terapeutas não se compromete com a utilização de apenas uma abordagem. Em vez disso, misturam elementos de várias delas para atender melhor aos requisitos da sessão. O nome disso é "abordagem integrada" ou "holística", e ela é centrada na pessoa, na medida que coloca nossas necessidades no cerne do trabalho.

Por causa de pesquisas clínicas e de estudos sobre o sucesso de diversos tipos de estratégias para vários problemas apresentados ao longo dos anos, não faltam maneiras para um terapeuta trabalhar com seus clientes. Por exemplo, podemos querer estratégias tangíveis para usarmos entre as sessões (como um dever de casa), porque acreditamos que todo problema tem uma solução. A terapia verbal psicodinâmica talvez não se adeque a esse tipo de personalidade, e então o terapeuta pode escolher a TCC para que possamos ver claramente "o que devemos fazer" a fim de enxergar progresso na direção dos nossos objetivos.

A seguir, apresento uma relação de algumas modalidades terapêuticas comuns e os problemas para os quais são usadas.

TERAPIA DE ACEITAÇÃO E COMPROMISSO (TAC)	**Bom para:** ansiedade, depressão, estresse no trabalho, dor crônica, transtornos alimentares, transtorno obsessivo-compulsivo, transtornos por uso de substâncias etc. **Escola:** cognitivo-comportamental
TERAPIA ANALÍTICA	**Bom para:** sofrimento interno, autoconsciência, ansiedade, depressão, transtornos alimentares, fobias etc. **Escola:** psicodinâmica
TERAPIA COMPORTAMENTAL	**Bom para:** depressão, ansiedade, transtornos do pânico, raiva etc. **Escola:** cognitivo-comportamental
TERAPIA COGNITIVA	**Bom para:** ansiedade, autoestima, transtornos por uso de substâncias, transtorno bipolar, fobias, transtornos alimentares etc. **Escola:** cognitivo-comportamental
TERAPIA COGNITIVO--COMPORTAMENTAL	**Bom para:** depressão, ansiedade, transtorno bipolar, transtornos alimentares, transtorno de estresse pós-traumático, transtorno obsessivo-compulsivo, fobias etc. **Escola:** cognitivo-comportamental
TERAPIAS CRIATIVAS (ARTE, DANÇA, TEATRO, ARTES EXPRESSIVAS, MÚSICA, BRINCADEIRAS)	**Bom para:** ansiedade, trauma, depressão, transtorno de estresse pós-traumático, transtornos alimentares etc. **Escola:** pós-moderna
TERAPIA COMPORTAMENTAL DIALÉTICA (TCD)	**Bom para:** transtornos de personalidade, transtornos alimentares, automutilação, transtorno de estresse pós-traumático, depressão, ansiedade, transtornos por uso de substâncias, transtorno bipolar etc. **Escola:** cognitivo-comportamental

TERAPIA EXISTENCIAL	**Bom para:** ansiedade, transtornos por uso de substâncias, depressão etc. **Escola:** humanista-existencial
GESTALT TERAPIA	**Bom para:** autoestima, ansiedade, depressão, transtorno bipolar, relacionamentos interpessoais, dor crônica etc. **Escola:** humanista-existencial
TERAPIA DE GRUPO E FAMÍLIA	**Bom para:** conflitos de família e outros conflitos interpessoais, depressão, ansiedade, transtornos por uso de substâncias, transtorno bipolar, transtornos de personalidade, transtornos alimentares, lidar com problemas médicos crônicos etc. **Escola:** humanista-existencial
TERAPIA MULTIMODAL	**Bom para:** depressão, ansiedade, transtornos de personalidade, transtornos por uso de substâncias, transtornos alimentares, lesões cerebrais etc. **Escola:** cognitivo-comportamental
TERAPIA NARRATIVA	**Bom para:** ansiedade, trauma, transtornos por uso de substâncias, transtornos alimentares, raiva, depressão etc. **Escola:** pós-moderna
TERAPIA CENTRADA NA PESSOA	**Bom para:** ansiedade, depressão, luto, abuso, mudanças de vida, conflito interpessoal etc. **Escola:** humanista-existencial
TERAPIA POSITIVA	**Bom para:** depressão, ansiedade, autoestima etc. **Escola:** pós-moderna
PSICANÁLISE (CLÁSSICA)	**Bom para:** ansiedade, transtornos de personalidade, fobias, problemas sexuais, depressão etc. **Escola:** psicodinâmica
TERAPIA RACIONAL--EMOTIVA COMPORTAMENTAL	**Bom para:** ansiedade, depressão, autoestima, raiva, procrastinação, transtornos alimentares etc. **Escola:** cognitivo-comportamental
TERAPIA DO ESQUEMA	**Bom para:** transtorno de personalidade borderline, transtornos alimentares, ansiedade, depressão etc. **Escola:** cognitivo-comportamental

TERAPIA BREVE FOCADA NA SOLUÇÃO (TBFS)	**Bom para**: transtornos por uso de substâncias, relacionamentos interpessoais, ansiedade, depressão, vício em jogos de azar, transtornos alimentares etc. **Escola**: pós-moderna
ANÁLISE TRANSACIONAL	**Bom para**: autoestima, relacionamentos interpessoais, ansiedade etc. **Escola**: humanista-existencial

A TCD mudou a minha vida; uso todas as habilidades diariamente e o tempo todo para ajudar com o TAB [transtorno bipolar] e a saúde mental. Sem ela, eu não estaria aqui. Algumas das minhas habilidades favoritas são a Ação Oposta e a Mente Sábia.

Ashira, 26
Melbourne, Victoria

Felizmente, não precisamos saber qual abordagem terapêutica é a certa para nós antes de buscarmos ajuda profissional. Na verdade, a maioria dos terapeutas prefere que façamos contato e perguntemos sobre seus serviços, compartilhando os problemas que pretendemos trabalhar, em vez de ditar a abordagem que desejamos que usem. Se sentirem que não podem ajudar, eles vão nos encaminhar para alguém que possa. E, lembre-se, muitas vezes a parceria que fazemos com o terapeuta será o melhor indicador de sucesso.

PARTE DOIS

Seu guia para o bem-estar mental

CAPÍTULO 5

Prepare-se para mudar sua vida

Definição de objetivo e os estágios de mudança

Ao ler este livro você já está se dedicando ativamente a mudar sua vida para melhor.

Todos estamos em situações diferentes. Você pode estar pensando em mudar de comportamento nos próximos meses, mas não agora. Pode estar dando o primeiro passo no momento, ou já estar trabalhando ativamente na realização de seus objetivos. Todos são estágios diferentes de prontidão para a mudança, e há seis deles no total. O estágio em que você está determina a probabilidade de manter os comportamentos alterados e o tempo para atingir seus objetivos.

Estágios de prontidão para mudança

Não importa se o objetivo é mudar a comilança compulsiva, a frequência com que dizemos "sim" às drogas ou à bebida em excesso, a aflição que sentimos quando alguém nos chama para fazer uma apresentação, a tendência a dizer "sim" quando queremos dizer "não", ou qualquer outro comportamento que esteja nos impedindo de avançar, estamos em algum ponto dos seis estágios de prontidão para a mudança. Geralmente, o modelo dos seis estágios é usado para reabilitação em casos de uso de substâncias, embora possa ser aplicado na maioria dos comportamentos que requerem ajuste. É importante notar também que, para mudar o comportamento, é preciso filtrar os estágios de prontidão e mudar várias vezes. Isso é normal. O segredo é simplesmente continuar avançando.

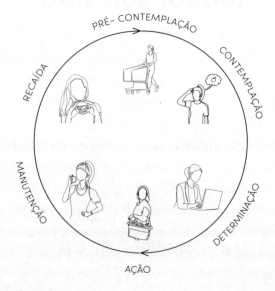

Figura 5.1 Seis estágios de prontidão para a mudança. O exemplo é alguém mudando o comportamento de se alimentar de um jeito que não é saudável para uma alimentação saudável.

1. **Pré-contemplação**: ainda não reconhecemos que existe um problema, podemos até estar em negação. Não estamos pensando seriamente em mudança. Nesta fase, qualquer tentativa externa de nos ajudar a mudar será recebida com uma atitude defensiva. Neste estágio, muitas vezes não acreditamos que temos um problema que precisa ser ajustado.
2. **Contemplação**: aqui, já estamos cientes do problema, mas ainda não estamos prontos ou confiantes o bastante para mudar. Tendemos a recorrer à lista de "prós e contras" para

analisar os benefícios da mudança em relação aos aspectos negativos do hábito. Podemos sentir que os benefícios em longo prazo ainda não superam os custos em curto prazo.

3. **Determinação**: agora, estamos comprometidos com a mudança e cientes da gravidade do comportamento negativo. Este é o momento ideal para pedir ajuda — ou ajudar alguém que esteja neste estágio —, pois provavelmente estamos pesquisando o apoio disponível, como podemos mudar o comportamento e como a mudança vai impactar nosso estilo de vida. Esta é uma pesquisa importante e não deve ser ignorada, pois passar direto da Contemplação para a Ação pode aumentar o risco de recaída por causa do choque da mudança.

4. **Ação**: neste estágio, tomamos as atitudes para mudar o comportamento. Nossa força de vontade é grande e, junto da ação, fazemos planos para administrar quaisquer recaídas causadas por pressões internas ou externas. Conversamos com amigos, familiares e/ou um terapeuta para ter apoio nessa jornada. Normalmente, uma pessoa no estágio da Ação usará recompensas de curto prazo para manter a motivação, como jantar fora para comemorar a conquista de um primeiro marco. Embora seja uma fase importantíssima, muitas vezes um deslize pode levar a uma recaída imediata e ao recomeço da jornada. Reconhecer o tropeço e retomar a caminhada nos ajuda a avançar para a próxima fase mais depressa.

5. **Manutenção**: qualquer pessoa que tenha tomado atitudes bem-sucedidas para mudar de comportamento quer permanecer na fase de Manutenção tanto quanto for possível. Nela, evitamos pressões e tentações externas e temos à mão dicas visuais ou escritas para nos lembrar do quanto avançamos. Temos muita consciência do que pode desencadear uma recaída e sabemos o que fazer caso esses gatilhos surjam. Também somos autoconscientes, reconhecemos

que chegamos longe e que é preciso trabalhar (verificações constantes, terapia, apoio social, exercícios de mindfulness, trabalho em grupo etc.) para permanecer no caminho.

6. **Recaída**: retomar comportamentos antigos e abandonar todas as mudanças é o que chamamos de Recaída, e ela está intimamente ligada à Pré-contemplação. Costuma haver muita culpa e conversa interna negativa quando chegamos a este estágio, ainda mais se ficamos no estágio de Manutenção por muito tempo, o que pode levar a uma recaída ainda maior ("Quebrei meus hábitos agora — uma vez mais não vai fazer diferença"). No entanto, é por isso que a Recaída está incluída nos estágios de mudança: para ser reformulada como uma parte comum e natural do processo de mudança, não como um "fracasso". Ao ter uma recaída, é fundamental identificar os gatilhos que a provocaram e criar um plano para evitá-los no futuro. Isso pode significar conversas com nosso grupo de apoio e a reafirmação do nosso compromisso de mudar. Quando fazemos isso, evitamos nos demorar no estágio de Pré-contemplação, e vamos direto para a Contemplação — e traçamos os planos para a Ação.

———

Às vezes, quando estamos enredados em um comportamento ou hábito negativo, é difícil identificar que queremos mudá-lo. Isso acontece principalmente se o grupo em que estamos inseridos também apresenta esse comportamento (por exemplo, se bebemos compulsivamente com amigos) e tal grupo não está no mesmo estágio de prontidão para a mudança que nós. É aqui que o terapeuta pode nos apoiar para identificar de modo mais incisivo o compromisso com a mudança e nos ajudar a lidar com gatilhos externos (como quando os amigos nos pressionam a tomar "só uma cervejinha").

Exercício: Estágios de mudança

Você é capaz de identificar em qual estágio está neste momento? Use a tabela abaixo para escrever o comportamento que deseja mudar em sua vida e reflita sobre o estágio em que se encontra.

COMPORTAMENTO A MUDAR	ESTÁGIO EM QUE ESTOU	DATA
Parar de roer as unhas (Porque é nojento e não é um jeito saudável de lidar com a ansiedade)	Contemplação (Sei que preciso abandonar esse hábito, mas estou prestes a começar as provas e sei que não vou conseguir agora)	23/03/2024

Enquanto trabalha seus comportamentos com os exercícios propostos neste livro, o estágio em que está pode mudar — na maioria das vezes, ele tende a evoluir para a frente, mas às vezes ele pode regredir, movimentando-se para trás.

Seja como for, registre essas mudanças na tabela e não se esqueça de que dar dois passos à frente e um para trás ainda resultam em um passo à frente.

Na minha faixa etária, sinto que as mulheres se sentem mais à vontade que os homens para falar de saúde mental. Está se tornando comum falar do assunto e expressar sentimentos. Eu me preocupo com meus amigos homens, mas é certo que o estigma diminuiu muito ao longo dos últimos anos.

Jane, 24
Perth, Austrália Ocidental

Um terapeuta não pode nos convencer a fazer terapia, parar de beber, abandonar as drogas, mudar de carreira, rever comportamentos... mas um profissional especializado é capaz de fazer as perguntas certas que nos levarão aos estágios de Contemplação e Ação, usando uma técnica chamada *entrevista motivacional.*

O principal objetivo da técnica da entrevista motivacional é nos ajudar a identificar a discrepância entre os nossos objetivos e valores e o nosso comportamento atual (problemático). A entrevista envolve identificar as incongruências entre o que queremos e onde estamos. Quando fica evidente que o que estamos fazendo não nos ajuda a alcançar nossos objetivos, nos tornamos mais propensos a mudar.

Então vamos adquirir o hábito de nos perguntar: "Isso contribui com a vida que desejo criar?". Se a resposta for não, está na hora de mudar o comportamento.

Estabelecer metas para melhorar a saúde mental

Chegou a hora de esclarecer o tipo de vida que está tentando criar. Objetivos podem nos impulsionar, nos permitir crescer e realizar. Quando ticamos alguma coisa na nossa lista de objetivos (não importa se um feito grande ou pequeno), temos uma pequena descarga de dopamina (o hormônio da felicidade) — por isso é agradável cumprir as tarefas da lista!

———

Exercício: Definição de objetivo

Às vezes, é fácil definir os objetivos que se deseja conquistar, mas tende a ser difícil saber como alcançá-los. A tabela nas páginas a seguir vai ajudar você a dividir seus maiores objetivos de vida em pequenas tarefas viáveis de serem executadas.

Tente usar as metas SMART para conseguir mensurar quando alcançou seu objetivo e a implementar melhorias na próxima vez que estabelecer outro semelhante:

- e**S**pecífico: o que eu quero realizar? Por exemplo: "Quero guardar dinheiro".
- **M**ensurável: como saberei quando o objetivo for realizado? Por exemplo: "Quando eu tiver US$ 5.000 na minha conta-poupança".
- **A**tribuível: isso é realmente algo que posso realizar, e como? Por exemplo: "Sim, eu ganho o suficiente para poder guardar uma parte de cada salário e atingir a minha meta".
- **R**elevante: esse objetivo realmente vale a pena? Por exemplo: "Sim, porque vou poder viajar nas férias com o meu amigo".
- **T**emporal: quando pretendo realizar esse objetivo? Por exemplo: "Quero economizar US$ 5.000 até 1º de dezembro para sair de férias no final de janeiro".

Esses tópicos devem ser registrados na coluna "Meu Objetivo" deste exercício, como: "Economizar 5 mil até 1º de dezembro para pagar minhas férias em janeiro".

À medida que você conquistar cada objetivo, ficará um passo mais próximo de uma versão mais feliz e mais saudável de si mesmo.

	MEU OBJETIVO	O QUE ESTOU FAZENDO BEM
AMIGOS		
FAMÍLIA		
TRABALHO		
ESPIRITUALIDADE		
ESTUDOS		
MENTE		
CORPO		
OUTRO		

EM QUE POSSO MELHORAR	PEQUENA MUDANÇA QUE POSSO IMPLEMENTAR HOJE PARA CUMPRIR MEU OBJETIVO

Se estamos tentando mudar nosso comportamento, provavelmente é porque ele causa algum tipo de impacto negativo em nossa vida, seja nos âmbitos pessoal, emocional, social ou nos relacionamentos interpessoais. Esse comportamento pode estar nos afastando do nosso objetivo, e é por isso que nos sentimos incomodados.

No entanto, dar voz à incongruência entre o que queremos de nossa vida e onde estamos nesse momento é muito diferente de simplesmente estar ciente disso. É aí que entra a técnica "Por um lado". É fácil encontrar discrepâncias por meio dessa técnica, na qual formulamos uma pergunta "isso ou aquilo", por exemplo: "*Por um lado*, quero viver o suficiente para conseguir ver meus netos crescerem e se formarem. Mas, *por outro lado*, não estou monitorando minha glicose como deveria para controlar o diabetes. Como isso vai me ajudar a viver o suficiente para ver meus netos formados?".

Ao utilizarmos essa técnica, conseguimos evidenciar a necessidade real de mudança e, dessa forma, podemos caminhar ao próximo estágio.

Pode ser difícil administrar estados de ânimo negativos se não estivermos no estágio de mudança da Contemplação ou da Determinação, e é por isso que uma técnica como a "entrevista motivacional" é importante — ela é projetada para encontrar essas discrepâncias e nos ajudar a refletir sobre as disposições negativas.

No entanto, se ainda não estamos em terapia, como podemos usar essas técnicas para seguir adiante em direção ao objetivo que temos?

Nunca subestime o poder da lista de "prós e contras" — um exercício autodirigido do tipo "Por um lado" que você encontrará a seguir. Inclusive, podemos usá-lo para pensar se vale a pena ir à terapia.

Terapia é útil para todo mundo, e você não precisa de uma grande razão para justificar a decisão de começar. Se não gosta de como se sente, se tem a sensação de estar estagnado, sobrecarregado, ou se simplesmente tem interesse em terapia, você deve experimentar.

A única razão "errada" para fazer terapia é quando você vai porque outras pessoas querem e não porque tem um interesse genuíno pelo processo. Se não está aberto a experimentar a terapia, é pouco provável que funcione.

Melissa Burgess,
Psicóloga clínica

IR À TERAPIA	
PRÓS	CONTRAS
• Vou aprender estratégias para me sentir melhor. • Pode me ajudar a encontrar meios de parar com a autossabotagem. • Posso ir sem que ninguém além de mim e do terapeuta saiba. • Posso conversar com alguém neutro sobre meus relacionamentos interpessoais. • Posso finalmente trabalhar aquilo que aconteceu quando eu era mais jovem. • Vai me ajudar a entender por que me sinto assim. • Vai me ajudar a entender melhor o que quero da vida. • Vou ter aconselhamento e orientações de um especialista, em vez de recebê-los de amigos/família. • Vai ficar mais fácil ao longo do tempo.	• Vou ter que me mostrar vulnerável a um desconhecido. • Pode ser caro. • Pode me retraumatizar. • Meus amigos podem pensar que sou "maluco". • Requer compromisso com horário regular. • Vai ser difícil e desconfortável. • Posso não gostar do terapeuta, ou ele pode não gostar de mim.

Exercício: Prós e contras

Use a lista a seguir para poder listar os "prós e contras" relacionados a uma determinada mudança de comportamento que está pensando em fazer, mas a respeito da qual ainda está incerto.

Ao ser capaz de identificar prós em maior quantidade ou então que tenham mais peso, você ficará mais propenso a se comprometer com a ideia e, dessa forma, a aderir ao plano para a mudança.

Quero mudar...

PRÓS	CONTRAS

Pausa para reflexão

Às vezes, não sabemos exatamente o que precisamos mudar — só sabemos que algo tem que ser mudado. Por exemplo, podemos sentir que estamos "presos" em um padrão, mas não sabemos como dar o primeiro passo para sair dele.

Nesses casos, os "estímulos para reflexão" podem identificar desejos profundos de mudança. Então, poderemos mudar nosso comportamento para concentrar a atenção naquilo que é necessário, conforme identificado no exercício Roda da Vida (veja a página 82).

Exercício: Estímulos para reflexão

Os estímulos a seguir podem ajudar você a identificar *se* e o *que* quer mudar, ao mesmo tempo que promove autoeficácia ao trazer à tona seus sistemas de apoio, as capacidades e atitudes imediatas que você pode tomar para melhorar seu bem-estar mental.

Use a seção de anotações no final de *Terapia de bolso* para responder a esses estímulos:

- Que pensamentos continuam surgindo em sua cabeça? São incentivadores ou intrusivos?
- Que atitude você pode tomar agora para melhorar sua autoestima?
- Uma coisa que você ama em si mesmo?
- O que aprendeu sobre si mesmo hoje?
- O que quer realizar nos próximos 365 dias?
- Alguém por quem sente gratidão?
- O que diria a si mesmo cinco anos atrás?
- O que continua chamando sua atenção? É algo que você valoriza?
- Quais sensações consegue identificar em seu corpo hoje?
- Quem ajuda você a ser a melhor versão de si mesmo?
- Como você pode regular suas emoções hoje?
- O que você fez por lazer hoje?
- Alguma coisa pela qual é grato?
- Que necessidades espirituais você pode nutrir hoje?
- Que necessidades emocionais você pode nutrir hoje?
- Que necessidades físicas você pode nutrir hoje?
- Três coisas em que você é bom?
- Se você fosse se entregar completamente à vida e vivê-la ao máximo, qual seria a primeira mudança que faria?
- De que conquistas você mais se orgulha?
- Três coisas que fariam uma grande diferença na sua vida?

- Que dificuldades você superou?
- Como incorporar mais coisas em que você é bom na sua vida diária?
- O que é mais importante para você na vida e por quê?

Exercício: Roda da vida

Podemos usar a ferramenta "Roda da vida" para nos ajudar a rever as facetas essenciais de nossa vida e entender quais podem precisar de mais atenção para nos sentirmos mais realizados. A roda da vida a seguir foi adaptada da obra de Paul J. Meyer, fundador da Success Motivation International.

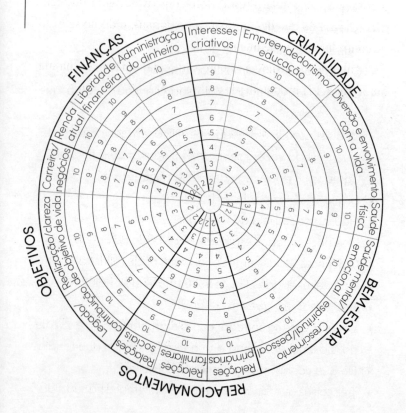

Pinte o segmento que representa como você se vê em cada seção da Roda da Vida (1 = "ruim" e 10 = "ótimo"). Depois das marcações, veja como suas linhas se unem em uma roda, formando um círculo.

O objetivo é que seu círculo seja tão grande e expansivo quanto possível, representando uma vida grandiosa e abundante. As curvas descendentes nas marcações vão revelar em quais áreas você deve se concentrar nos próximos seis a doze meses, para balancear e ampliar seu círculo, tornar a vida menos montanhosa e se sentir mais realizado.

Até aqui, você aprendeu o básico sobre terapia e reviu sua motivação para mudar e estabelecer objetivos. Agora que tem mais clareza do que deseja alcançar, está avançando no sentido de controlar sua saúde mental.

Antes de seguirmos em frente, vamos dar uma olhada na sua autoestima. Ela mudou desde a última vez?

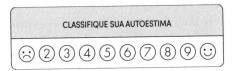

CAPÍTULO 6

Quem é você de verdade?

Autoestima e viver de acordo com seus valores

A autoestima é a maneira como nos vemos no mundo e como pensamos em nós mesmos enquanto indivíduos. Pessoas com autoestima alta se orgulham das próprias ações e aparência, acreditam que são capazes de alcançar objetivos e que são seres humanos dignos e amáveis. Quem tem baixa autoestima pensa o contrário: que não vai alcançar grandes feitos e que não é digno de coisas boas, como o amor. Essas pessoas podem não se orgulhar da própria aparência nem de como se apresentam ao mundo.

A baixa autoestima pode resultar em sentimentos do tipo "não me importo", o que também acaba influenciando negativamente a saúde mental — e até mesmo a física. Ombros caídos e fadiga são sintomas que podem aparecer quando temos baixa autoestima e queremos parecer menores. Embora a postura curvada possa deixar os músculos fracos e passar a sensação de fadiga, esta pode ser resultado da internalização de emoções negativas, o que causa sobrecarga fisiológica no corpo — como desconforto estomacal, acompanhado ou não de um intenso sentimento de culpa. Processar e lidar com emoções intensas, como o calor da raiva e o peso da tristeza, têm o potencial de drenar a energia de que precisamos para viver com alegria.

A autoestima é construída a partir de fatores internos e externos, e é facilmente influenciada pela percepção que temos de nosso valor na vida de outras pessoas. Por isso, é importante trabalhar a autoestima interna, de forma que, se algo externo mudar — como brigarmos com alguém que amamos e essa pessoa nos culpar —, a autoestima não seja muito comprometida. A terapia é um ótimo lugar para nos entender, para entender o que valorizamos, e para construir uma autoidentidade que possamos respeitar.

O que influencia a autoestima?

- **Acesso a direitos humanos básicos**: acrescentar significado e realização à vida por meio de socialização, criatividade, crescimento, objetivos e conexão pode ajudar a fortalecer a autoestima. É importante notar que isso só é possível quando as necessidades básicas são atendidas, então, no caso de pessoas cujas necessidades fisiológicas, de segurança e proteção não estão sendo supridas (conforme a Hierarquia de Necessidades de Maslow, página 20), é compreensivelmente difícil construir uma autoestima positiva.

- **Como somos tratados**: bullying, abuso, trauma, preconceito, estigma, racismo e isolamento podem ter influência negativa na autoestima, especialmente por períodos prolongados ou em fases da vida em que somos mais impressionáveis, como no ensino médio, no início de um novo emprego ou quando um resultado positivo não chega depois de alcançarmos um objetivo.

- **Expectativas sociais**: autoestima baixa afeta indivíduos em todas as fases da vida, mas adolescentes — especialmente as meninas — correm ainda mais risco por conta das expectativas que as redes sociais, os anúncios publicitários e a cultura popular impõem para que tenham uma determinada aparência e ajam de um certo jeito.

- **A situação em que estamos**: autoestima é muito semelhante a autoconfiança. Podemos estar totalmente em paz e ter alta consideração conosco quando estamos relaxando com amigos em nosso ponto de encontro favorito, mas nos sentimos nervosos e pequenos no trabalho quando fazemos uma apresentação, quando somos maltratados ou acabamos de receber um feedback negativo de uma tarefa concluída. Cada vez mais, a maneira como as pessoas se percebem em comparação aos outros por meio das redes sociais também está causando impacto na autoestima, com a pressão para atender a expectativas irrealistas relacionadas a riqueza, status, imagem corporal e estética.
- **Momentos difíceis na vida**: a autoestima não é a mesma durante toda a vida. Perder o emprego, ter problemas no trabalho ou na escola, problemas de saúde física e diagnósticos ruins, fim de relacionamentos ou até mesmo o fim do prazo para a entrega do imposto de renda podem fazer a autoestima diminuir. À medida que somos derrubados e voltamos a nos levantar, a autoestima se contrai e se expande, dependendo das experiências de vida e das interações com outras pessoas.

Saúde mental ruim pode ser resultado de baixa autoestima, especialmente se nos sentimos deprimidos por dias ou semanas. Por outro lado, ter um problema de saúde mental pode aumentar a baixa autoestima na medida que temos mais dificuldade para lidar com as atividades do dia a dia ou para tomar atitudes para construir uma autoestima positiva.

A autoestima pode se mostrar de maneira positiva e negativa, como mostra a tabela a seguir:

AUTOESTIMA BOA	AUTOESTIMA RUIM
Manter a postura	Encolher-se
"Posso fazer qualquer coisa se eu tentar"	"Não sou bom em nada"
"Minha família e meus amigos me amam"	"Ninguém gosta de mim"
Socializar	Retrair-se
Entender quando se tem razão e pedir desculpas se comete um erro	Culpar-se injustamente, mesmo que por falhas alheias
Sentir-se esperançoso	Não ter esperança
Ter boa higiene pessoal; não deixar a aparência ser o foco primário	Não se preocupar com a aparência ou se importar demais com a aparência
Consumir álcool com responsabilidade e segurança	Usar drogas ou consumir álcool para "me sentir melhor comigo"
Imagem corporal positiva: "Sou atraente", "Sou forte"	Imagem corporal ruim: "Sou feio", "Sou fraco"
Respeitar seu corpo e o dos outros	Adotar comportamento sexual de risco
Celebrar as próprias realizações	Desqualificar ou diminuir as próprias realizações
Apreciar experiências sociais	Evitar experiências sociais
Sentir-se confiante e demonstrar	Ser acanhado, mas às vezes agir com confiança
Ser assertivo e direto	Ter dificuldade para se comunicar

Um crítico interno severo

Provavelmente, a manifestação mais comum de baixa autoestima é uma voz interior cruel. É quando nossa voz interior é extremamente má e o tempo todo nos diz que não somos bons o suficiente para determinada tarefa, que ninguém gosta de nós e que nunca seremos nada.

Da mesma forma que uma bola de neve acumula mais neve quando rola colina abaixo, a voz negativa interior se torna cada vez mais alta se continuamos a ouvi-la. Ela fica mais alta conforme nos sentimos sobrecarregados, julgados, angustiados ou cansados, intensificando as emoções de raiva e tristeza.

Quando estamos em um espaço mental negativo, é fácil acreditar no crítico interno. Nós iremos...

- pensar que tudo que dizemos de negativo sobre nós é verdade;
- evitar nos desafiar;
- focar os erros e deficiências;
- evitar situações sociais e de trabalho nas quais corremos o risco de sermos julgados por outros;
- ignorar inconscientemente nossos pontos fortes, habilidades e realizações;
- esperar o pior;
- sentir que não merecemos prazer.

Embora pareça horrível, ter um crítico interno pode ser bom, na verdade — ele nos ajuda a progredir, a seguir em frente. Aprender a amar o processo de ouvir esse crítico e depois perguntar com curiosidade: "Por que estou pensando isso?" ou "Por que estou falando assim comigo mesmo?" pode nos ajudar a seguir em frente.

Aumentar a autoestima

Use estas dicas para expandir o autovalor e a autoeficácia:

- **Defina limites para as redes sociais**: as plataformas de redes sociais são criadas para engajar as pessoas. O desejo de ser um *voyeur* e de acompanhar o que os outros estão fazendo — associado à natureza viciante de curtidas e compartilhamentos que simbolizam crescimento na reputação de nossos colegas — nos atrai e favorece os atos de rolar a tela e fazer comparações sem ter consciência disso. Defina prazos para olhar as redes sociais em um horário melhor para sua saúde mental, quando você for capaz de lidar com quaisquer sentimentos que elas possam trazer à tona (geralmente não é logo pela manhã). Considere também a sugestão de examinar sua conta e deixar de seguir qualquer pessoa cujas postagens desencadeiem emoções negativas em você.

- **Fale de maneira positiva para e sobre você**: desafie o crítico interno e fale consigo mesmo como falaria com um grande amigo — com amor e empatia. Apesar de ser um pouco estranho no começo, uma maneira eficiente de fazer isso é ficar diante do espelho e recitar afirmações positivas como "Eu sou digno", "Eu sou inteligente", "Eu sou amado".
- **Cultive um interesse criativo**: concluir projetos pode melhorar a autoestima, especialmente se o resultado atual for melhor que o último. Atividades criativas como cerâmica, desenho ou pintura não são apenas meditativas, mas geram uma descarga de dopamina porque uma tarefa foi concluída.
- **Aprenda algo novo**: a realização também vem de aprender algo novo, e, quando desviamos o foco para alguma coisa externa, podemos acalmar o crítico interno e interromper a espiral de diálogo mental negativo. O que você sempre quis aprender e que poderia tentar agora?
- **Identifique no que você é bom**: saber no que se é bom e ter à mão uma lista dessas qualidades pode ajudar você a lembrar do próprio autovalor e a construir autoestima.
- **Comemore todos os marcos**: reconhecer e celebrar marcos ajuda o cérebro a mudar da falta de esperança para a esperança por meio da prática da gratidão. Comemore quando terminar um trabalho mais cedo, o tempo bom no fim de semana, a entrega de um projeto para seu professor dentro do prazo, o aniversário de um ano de um animal de estimação, terminar um bom livro... todas essas são conquistas maravilhosas!
- **Separe fatos de sentimentos**: lembre-se de que é só um dia ruim, não uma vida ruim. Quando se separa sentimentos de

fatos, é possível controlar o crítico interno e cultivar autoestima positiva. Use os exercícios de Questionamento socrático (página 127) e Método RAIN (página 194) para praticar.

- **Coma e se movimente de maneira positiva**: aumentar a frequência cardíaca libera endorfinas e serotonina que melhoram o humor. Proteína contém aminoácidos que ajudam o corpo a produzir os neurotransmissores que carregam mensagens entre as células nervosas — inclusive as do cérebro — para que se possa pensar e aprender de fato. Dê ao seu cérebro mais chances de fazer você se sentir bem ao alimentá-lo bem.

- **Encontre sua tribo**: cercar-se de pessoas que são boas para você e te tratam bem promove positividade. É difícil encerrar amizades e conexões familiares que não são propícias ao bem-estar mental, mas o resultado final — você mais feliz — vale a pena. Encontre pessoas com interesses semelhantes e que valorizem o que você faz. Quando está com pessoas de mentalidade semelhante à sua, você fica mais propenso a se desenvolver.

- **Faça coisas de que você gosta**: por mais simples que pareça, a alegria vem das pequenas coisas. O problema é que é fácil se esquecer de quais são essas pequenas coisas e se perder na roda de hamster do cotidiano. Cultive momentos para fazer coisas de que você gosta, identificando quais são e as mantendo por perto. Use o exercício Cinco Coisas Prazerosas na página 232 como ponto de partida.

- **Faça trabalho voluntário**: ajudar outras pessoas silencia o crítico interno, porque o foco está nelas e não em nós. O voluntariado não precisa ocupar muito tempo e pode ser praticado em sua comunidade — desde ler na biblioteca até ajudar em uma cozinha comunitária. Visite entidades locais para procurar oportunidades.

- **Siga o exemplo de alguém que você admira**: esta não é uma solução para usar o tempo todo, mas pode ajudá-lo a encontrar o caminho certo. Identifique alguém que você admira e comece a listar os motivos para essa admiração. A pessoa é despreocupada? Parece não se importar com o que os outros pensam? Está sempre aprendendo ou tentando se aprimorar? Você gosta do estilo dela? Gosta de como ela faz você se sentir? Quanto mais puder se concentrar nas qualidades e nos valores positivos, maior a probabilidade de conseguir enxergar os seus.
- **Aceite os altos e baixos da vida**: ninguém tem uma vida perfeita. Todos passam por altos e baixos, e alguns deles são mais altos ou mais baixos que outros. Aceitar que a vida não é feita só de picos é um tipo de concessão que lhe permite entender instintivamente que é normal quando as coisas ficam um pouco péssimas. Afinal, o arco-íris só aparece depois da chuva.
- **Identifique o que é importante para você**: conhecer e viver de acordo com seus valores facilita o desenvolvimento da autoestima baseada em fatores internos, porque você sabe que está no caminho certo. Use os valores com que mais se identificar nas páginas a seguir para se lembrar de seu propósito na vida, e ignore todos os outros ruídos que não devem influenciar sua autoestima. Quando se está contente com o seu verdadeiro eu e vivendo de acordo com seus valores da melhor forma possível, a opinião alheia o afeta muito menos.

O que você valoriza?

Valores nos ajudam a determinar o que é mais importante na vida e influenciam tomadas de decisão, muitas vezes nos dando propósito. Eles são os princípios pelos quais vivemos, e, por dentro, nos sentimos a melhor versão de nós mesmos quando permanecemos o mais fiéis possível a eles. E isso se mostra ser verdade quando os tempos ficam difíceis e nossos valores são desafiados pela pressão dos colegas ou das circunstâncias.

Alguns exemplos de valores em ação:

- Uma pessoa que valoriza a "criatividade" pode se sentir sufocada em um trabalho burocrático de registro de dados.
- Uma pessoa que valoriza "conexão" pode ter um grande círculo de amigos que encontra regularmente.
- Uma pessoa que valoriza "beleza" pode parar para ver o nascer do sol ou as flores em sua caminhada matinal.
- Uma pessoa que valoriza a "família" pode passar muitas noites em casa jantando à mesa com a família.

Valores podem significar coisas diferentes para pessoas diferentes. Por exemplo, uma pessoa que valoriza "liberdade" pode preferir ficar solteira e viajar pelo mundo. No entanto, para outra pessoa, "liberdade" pode representar viver sem restrições impostas pela família, governo, sociedade ou cultura.

Mas lembre-se: valores nem sempre são positivos. O valor da "vitória" pode ser vencer sem se importar com quem está ao redor, e o valor da "lealdade" pode nos fazer permanecer em uma situação com pessoas que nos tratam mal.

Exercício: Identificar valores

Identificar os valores com que mais nos identificamos pode nos ajudar a definir o que mais queremos na vida e a aumentar nossa felicidade. A probabilidade de nos sentirmos contentes com a vida, assim como de administrarmos melhor situações adversas, é maior se pudermos dizer honestamente que estamos vivendo alinhados aos nossos valores.

A seguir temos uma lista não exaustiva de valores. Sublinhe aqueles com que mais se identificar e veja se reconhece algum padrão ou pontos em comum.

Abnegação: cuidar mais das necessidades e vontades alheias que das suas.

Aceitação: ser aceito por outras pessoas.

Acuidade: ser correto ou preciso.

Adaptabilidade: ser capaz de ajustar-se a novas condições.

Afabilidade: ser amigável, generoso, atencioso.

Alegria: experimentar felicidade, grande prazer.

Altruísmo: preocupar-se com os outros sem egoísmo.

Ambição: desejo e determinação de alcançar o sucesso.

Amizade: ter uma conexão significativa com amigos.

Amor: sentir intensa afeição por amigos, família, animais de estimação, coisas.

Apoio: dar ajuda, especialmente financeira ou emocional.

Aprendizado: adquirir conhecimento por meio de estudo, experiência, ou ser ensinado.

Arrojo: dispor-se a correr riscos e agir de forma inovadora.

Assertividade: falar com honestidade, sinceridade e respeito.

Astúcia: ser inteligente ou pensar rápido.

Atenção: ser atento.

Autossuficiência: não contar com outra pessoa.

Beleza: apreciar a estética em qualquer forma.

Bondade: ser moralmente bom, virtuoso.

Bravura: ter coragem diante do perigo.

Brilhantismo: ter talento ou inteligência.

Calma: ser de natureza pacífica.

Candor: ser aberto, sincero.

Capacidade: poder e habilidade para

desempenhar determinadas tarefas.

Caridade: ajudar outras pessoas voluntariamente.

Certeza: ter convicção, confiança.

Compaixão: preocupar-se com os outros.

Compartilhar: usar ou apreciar alguma coisa com outras pessoas.

Competência: ser capaz de fazer alguma coisa com eficiência.

Compostura: ter graça, elegância.

Compreensão: ter consciência solidária.

Comprometimento: fazer o que lhe é delegado a você; responsabilidade.

Compromisso: ser dedicado a uma causa, pessoa, evento.

Comunicação: compartilhar e trocar informações.

Comunidade: estar com pessoas com interesses, locais e características compartilhadas.

Concentração: ser capaz de focar a atenção.

Conexão: ter um relacionamento com alguém ou outra coisa.

Confiabilidade: ser confiável, conquistar a confiança dos outros.

Confiança: acreditar em alguma coisa; acreditar em si mesmo.

Conforto: tranquilidade física, aconchego.

Conhecimento: adquirir fatos, informação, habilidades.

Conquista: ser bem-sucedido em alguma coisa por habilidade, esforço, coragem.

Consciência: estar consciente do que acontece no mundo à sua volta.

Consideração: levar em conta as necessidades alheias.

Consistência: ter comportamento regular e estável.

Contenção: comportamento moderador, exercício de autocontrole.

Contentamento: sentir felicidade, satisfação.

Contribuição: doar tempo, esforço, objetos ou dinheiro.

Controle: ter poder, influência comportamental.

Convicção: ter crenças e opiniões firmes.

Cooperação: trabalhar com outras pessoas por um objetivo.

Coragem: ter força diante do medo, dor ou tristeza.

Cortesia: ser educado com os outros.

Credibilidade: ser confiável, crível.

Crescimento: melhorar ou mudar de maneira positiva com o passar do tempo.

Criação: trazer alguma coisa ao mundo.

Criatividade: ter inventividade, imaginação.

Cuidado: prestar atenção para evitar erros.

Curiosidade: querer aprender, saber.

Decisão: tomar decisão rápidas e confiantes.

Dedicação: comprometer-se com uma tarefa ou propósito.

Desafios: gostar de testes de capacidade.

Descoberta: encontrar e aprender algo novo.

Descontração: ser leve; divertir-se.

Destemor: ser livre de ansiedade ou medo.

Determinação: ter firmeza de propósito

Devoção: sentir amor ou lealdade por uma pessoa ou atividade; adoração religiosa.

Dignidade: ser digno de honra ou respeito.

Disciplina: obedecer a regras, códigos de comportamento.

Diversão: entreter-se, divertir-se, ter prazeres leves.

Efetividade: alcançar sucesso.

Eficiência: ser organizado, competente.

Empatia: compreender e compartilhar sentimentos com outras pessoas.

Empoderamento: aumentar e dar poder, controle.

Energia: ter força e vitalidade.

Entusiasmo: sentir forte alegria, interesse.

Equidade: acreditar em igualdade e equidade para todos.

Equilíbrio: distribuir atividades e tempo igualmente.

Esforço: cumprir seus deveres; empenho; resistência.

Esperança: desejar e acreditar em uma coisa específica para o futuro.

Espiritualidade: preocupar-se com o espírito humano, em oposição às coisas físicas.

Espontaneidade: agir sem planejamento.

Estabilidade: ser firme, estável e confiável.

Estrutura: priorizar organização e planejamento.

Ética: ter forte senso de justiça e moralidade.

Excelência: ser extremamente bom ou relevante em uma determinada área.

Experiência: envolver-se de maneira prática com eventos.

Exploração: examinar áreas, ideias desconhecidas.

Expressão: divulgar pensamentos e sentimentos.

Fama: ser conhecido por muitos.

Família: conectar-se pela genética ou com parentes próximos escolhidos.

Fé: ter completa confiança; crença em religião.

Felicidade: sentir contentamento, alegria.

Ferocidade: ter extremo poder ou força em atividade.

Fidedignidade: ser confiável, alguém com quem contar.

Fidelidade: ser fiel a uma pessoa ou causa.

Foco: ter determinação, não se distrair.

Força: ter grande fortaleza; coragem sob pressão.

Fortaleza: ter força, especialmente na adversidade.

Franqueza: não guardar segredos; ser franco.

Generosidade: doar aos outros compartilhando dons, habilidades ou tempo.

Graça: demonstrar boa vontade, cortês; ter elegância de movimentos.

Grandiosidade: ter distinção, iminência.

Gratidão: ser agradecido, reconhecido.

Habilidade: fazer alguma coisa bem e com frequência.

Harmonia: formar um todo agradável, consistente; equilíbrio.

Honestidade: ser verdadeiro.

Honra: saber e fazer o que é moralmente correto.

Humildade: ter uma opinião modesta sobre si mesmo.

Igualdade: acreditar em posições, direitos, oportunidades iguais.

Imaginação: usar a mente para ser criativo, engenhoso.

Impulso: ter ambição, avidez de seguir em frente.

Independência: não depender dos outros; ser livre.

Individualidade: distinguir-se dos outros por qualidade ou caráter.

Inovação: ter novas ideias, novos processos e métodos.

Inspiração: provocar sentimentos positivos, criativos.

Integridade: ser honesto; ter princípios morais.

Inteligência: adquirir e aplicar habilidades e conhecimento.

Intendência: guiar ou cuidar de um grupo, organização ou causa.

Intensidade: ter força e poder.

Intuição: ter bons instintos.

Irreverência: não levar as coisas muito a sério.

Júbilo: sentir prazer em uma tarefa.

Justiça: acreditar em imparcialidade e tratamento justo para todos.

Lealdade: ter fortes sentimentos de respaldo, fidelidade.

Liberdade: não se deixar restringir por pessoas, lugares, coisas.

Liderança: guiar dentro de um grupo ou organização; hierarquia.

Limpeza: ser limpo, arrumado, higiênico.

Lógica: acreditar no razoável; fato.

Maestria: ter conhecimento abrangente sobre um assunto em particular; ter controle sóbre algo.

Maturidade: agir de acordo com sua idade, ou ter sabedoria além dela.

Melhoria: melhorar você mesmo a sua situação.

Meticulosidade: agir com grande cuidado e atenção aos detalhes.

Moderação: evitar extremos.

Motivação: ter razões para agir ou se comportar de determinada maneira.

Ordem: preferir arranjos em sequências, padrões, métodos.

Organização: planejar, arranjar.

Originalidade: ser inovador, incomum; pensar de maneira independente, criativa.

Otimismo: ter esperança e confiança no futuro.

Paciência: tolerar atrasos, problemas e sofrimento sem se aborrecer.

Paixão: sentir forte emoção, normalmente positiva.

Paz: estar livre de perturbação; calma.

Perceptibilidade: estar consciente, responsivo.

Performance: habilidades de apresentação ou talentos; entreter uma plateia.

Persistência: continuar, apesar de dificuldades.

Perspicácia: ter uma compreensão precisa e profunda; ser perceptivo.

Poder: influenciar pessoas ou acontecimentos.

Pontualidade: estar pronto na hora certa.

Potencial: ter qualidades latentes ou habilidades a desenvolver, levando a sucesso futuro.

Presença: viver no aqui e no agora.

Previdência: ser capaz de prever o que pode ser necessário no futuro.

Produtividade: executar ações que criam resultados.

Profissionalismo: agir de maneira apropriada no local de trabalho.

Propósito: ter um sentimento de decisão ou determinação; saber por que está fazendo determinada coisa.

Prosperidade: ter sucesso, progredir.

Qualidade: apreciar coisas muito boas ou bem-feitas.

Razão: pensar, entender e formar julgamentos de maneira lógica.

Realismo: aceitar situações; representar pessoas ou coisas com precisão.

Realização: vencer, concluir tarefas, alcançar, ter sucesso.

Reconhecimento: receber apreciação, elogios ou ser aclamado por uma realização, um serviço, uma habilidade.

Recreação: priorizar atividades de lazer.

Resistência: ser capaz de lidar com situações difíceis.

Respeito: receber admiração provocada por habilidades, qualidades, realizações.

Responsabilidade: assumir atitudes ou deveres.

Resultados: alcançar resultados tangíveis depois da atividade.

Retidão: seguir as regras determinadas pela sociedade, especialmente pelas agências da lei.

Reverência: ter consideração pelos outros, ser respeitoso.

Rigor: ser extremamente minucioso, cuidadoso.

Riqueza: ganhar, ou ter dinheiro ou posses abundantes.

Risco: expor-se ao perigo; correr riscos.

Satisfação: realização de desejos, expectativas, necessidades.

Saúde: experimentar bem-estar físico, emocional.

Segurança: estar livre de perigo ou ameaça.

Sensibilidade: ser cuidadoso, responsivo.

Senso comum: exibir bom julgamento.

Senso de humor: ter senso de humor.

Serenidade: ser calmo, pacífico, despreocupado.

Serviço: ajudar os outros; fazer trabalho pelos outros.

Significado: encontrar uma qualidade importante ou que vale a pena; ter propósito.

Silêncio: experimentar ausência de sons, distrações.

Simplicidade: apreciar minimalismo e clareza.

Sinceridade: ser autêntico; sem fingimento nem mentira.

Singularidade: ser único.

Solidez: suportar situações, processos difíceis.

Solitude: ter um tempo sozinho.

Status: ter uma posição social ou profissional elevada.

Sucesso: alcançar um objetivo; realizar um propósito.

Surpresa: viver acontecimentos inesperados ou chocantes.

Sustentabilidade: evitar o esgotamento de recursos naturais.

Talento: ter aptidão ou habilidade natural.

Tolerância: aceitar crenças, comportamentos e atos de outras pessoas.

Trabalho em equipe: trabalhar em grupo com efetividade e eficiência.

Tradição: manter crenças e hábitos de gerações anteriores.

Tranquilidade: ter calma.

Transparência: ser aberto, franco.

Unicidade: ser parte de um todo complexo.

Valentia: ser de natureza corajosa.

Verdade: ser sincero; preferir fatos, realidade.

Vigor: ter força física, boa saúde.

Visão: planejar com imaginação ou sabedoria.

Vitalidade: ser forte e ativo; ter energia.

Vitória: experimentar sucesso, triunfo, ganhar.

Alguns desses valores se sobrepõem, com significados que andam de mãos dadas. Você notou alguns temas recorrentes nos valores que escolheu destacar?

Agora, preencha os dados a seguir para identificar quais dos valores marcados são mais importantes para você.

Por quais valores essenciais e pessoais você mais vive ATUALMENTE?

1. _____

porque _____

2. _____

porque _____

3. _____

porque _____

Por quais valores essenciais e pessoais você mais GOSTARIA de viver?

1. _____

porque _____

2. _____

porque _____

3. _____

porque _____

Com quais valores essenciais e pessoais você MENOS se identifica?

1. _____

porque _____

2. _____

porque _____

3. _____

porque _____

Com ou o que informa cada um de seus valores essenciais?
(Por exemplo, família, amigos, fé, um mentor, um personagem de TV, sua cultura...)

1. _____

porque _____

2. _____

porque _____

3. _____

porque _____

Quando somos fiéis a nossos valores, nos sentimos mais contentes e relaxados. Quando vamos contra eles, podemos nos sentir desequilibrados, infelizes e descontentes. Os valores pelos quais você vive atualmente correspondem àqueles pelos quais gostaria de viver? Que mudanças você poderia implementar para viver mais próximo dos valores que considera mais importantes?

Quando sabemos por que somos quem somos, muitas vezes podemos nos separar de atitudes e formas de pensar negativas apenas dizendo a nós mesmos: "Isso não se alinha com meus valores". Na verdade, os valores são como uma espécie de "Estrela Guia" e nos ajudam a criar o tipo de vida com que sonhamos, desde que vivamos de acordo com eles.

Quando vivemos de acordo com nossos valores, conseguimos lidar melhor com momentos de vida adversos. Isso não significa que nunca sentiremos tristeza nem decepção, mas que, quando esses momentos acontecerem, não vão nos sobrecarregar completamente. Em vez disso, vamos poder aceitá-los, abrir espaço para eles e questionar se estão alinhados com nossos valores. Se não estiverem, poderemos superá-los com mais facilidade.

Identificar qualidades positivas

Agora que você identificou os valores que considera mais importantes, vamos usar esse impulso para construir autoestima e identificar qualidades positivas.

Para algumas pessoas, isso é bem difícil de fazer— inclusive, algumas se sentem constrangidas escrevendo a própria bio no Instagram, imagine então como seria falar sobre todas as coisas positivas que têm a oferecer. Assim, pode ser difícil identificar qualidades positivas em si mesmo, a menos que procure com empenho.

Exercício: Minhas qualidades positivas

Use a tabela a seguir para descobrir suas qualidades mais positivas, e a mantenha longe naqueles dias em que seu crítico interno estiver mais barulhento.

MINHAS QUALIDADES POSITIVAS	
Motivos para gostar de mim mesmo...	
Minhas qualidades positivas...	
Em minha vida, realizei...	
Talentos que tenho...	
Habilidades que adquiri na vida...	
Características que outras pessoas apreciam e valorizam em mim...	
Características positivas de outras pessoas que eu também tenho...	

Qualidades positivas que tenho, mas me esqueço ou ignoro com frequência...	
Algumas coisas ruins que não sou...	
Alguém que gosta de mim me descreveria como...	

Muitas pessoas têm muita dificuldade para falar de si mesmas de maneira positiva. Na escola, somos frequentemente condicionados a não sentirmos orgulho de nós ou a não "sermos exibidos", e isso exerce um grande impacto na nossa vida quando entramos no mercado de trabalho e precisamos escrever uma biografia no LinkedIn ou listar características positivas em uma entrevista de emprego. Se achou o exercício um pouco difícil, você pode pedir ajuda à repetição para aceitar suas boas qualidades. Lembre-se de que é bom conhecer suas características positivas e se orgulhar delas, amar esses aspectos de si mesmo e reconhecer quando fizer alguma coisa bem. Assim, você constrói autoestima, e isso é algo que vale a pena exibir!

Hora de mais uma avaliação de autoestima. Como você está se sentindo?

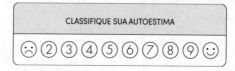

CAPÍTULO 7

Oi, pequenino

Conectar-se com sua criança interior

Quem é você quando é o seu eu mais verdadeiro e vive de acordo com seus valores? Sem fingimento e presunção? Sem as marcas chiques e a bolsa ou o carro que simbolizam ostentação? Quem é você lá no fundo, quando está despojado de tudo isso?

O adulto mediano toma a enormidade de 35 mil decisões todos os dias.[1] Muitas vezes, é possível passar pela vida sem pensar por que estamos tomando essas decisões, como se funcionássemos movidos só pela memória muscular. Mas de quem é essa memória muscular?

Nossa criança interior é a parte que está captando mensagens desde muito antes de podermos processar por completo o que estava acontecendo, tanto no aspecto emocional quanto no mental. Ela é uma parte do subconsciente, onde estão nossas memórias, emoções e crenças sobre o passado e nossas esperanças e sonhos para o futuro. A criança interior ajudou a formar o tipo de pessoa que somos hoje, mas pode ser uma parte ferida capaz de nos fazer reagir emocionalmente (e com exagero) a certos cenários que outras pessoas não considerariam gatilhos. Ela é alguém que precisamos conhecer.

Quem é a criança interior?

Quando somos pequenos e estamos aprendendo com o mundo e as pessoas à nossa volta, temos habilidades de enfrentamento emocional limitadas. Se somos ameaçados ou vivemos algum tipo de trauma nessa idade, não conseguimos processar adequadamente o que está acontecendo. Na idade adulta, talvez pareça que "superamos" esse trauma, mas ainda existe, dentro de nós, uma parte que reage como criança quando é ameaçada ou fica aborrecida com relacionamentos interpessoais. Essa nossa parte infantil é conhecida como criança interior. De acordo com o terapeuta e autor John Bradshaw, "a criança interior ferida no passado é a principal fonte de infelicidade humana [no presente]".[2]

A ferida a que Bradshaw se refere são as necessidades emocionais, físicas e espirituais que não foram atendidas na infância e continuam ameaçando o eu do presente por meio do subconsciente. Por exemplo, se fomos constrangidos por sermos emotivos demais quando crianças, podemos fazer um esforço para estar sempre feliz e alegre em um cenário de grupo e nunca demonstrar vulnerabilidade. Em outras palavras, escondemos essa necessidade — de sentir nossas emoções — que suprimimos na infância e, em vez disso, tentamos ser fortes para outras pessoas, negligenciando nossa criança interior. Se na infância só recebíamos amor de nossos pais quando atingíamos objetivos, podemos nos tornar o tipo de adulto que considera a realização a única maneira de obter amor e que busca validação externa para construir sentimentos de autoestima, desenvolvendo tendências perfeccionistas.

É difícil se sentir seu eu íntegro e mais verdadeiro quando as necessidades da criança interior continuam não sendo atendidas, mesmo na idade adulta.

Pense no personagem televisivo de dois anos de idade mais fofo que você já viu na televisão (ou na vida real!). Ele levanta a cabeça para olhar para você de perto do chão, uma versão menor sua. Seus olhos são espelhos do dele, seu corte de cabelo é uma versão adulta do dele. Ele puxa a ponta da sua camisa e pergunta:

- Por que o céu é azul?
- Por que o caminhão anda?
- Por que temos que ir trabalhar?
- Por que devo ser bem-educado?

Quando despejados sobre nós ao mesmo tempo, esse tanto de "por quê" pode ser esmagador e até irritante. Mas e se fizéssemos uma brincadeira com a criança interior e, em vez de levantar questões sobre vários assuntos diferentes, nossas perguntas seguissem uma lógica? E se aprofundássemos cada vez mais em um "por quê" específico:

- Por que sou como sou?

A criança interior se lembra de todas as experiências boas e ruins que teve desde a infância, e muitas vezes nos dá dicas de quais são elas, como quando experimentamos sentimentos que não conseguimos identificar.[3] Por exemplo, podemos sentir alegria com o cheiro de gardênias, mas não sabermos o porquê, quando nossa criança interior (ou eu subconsciente) se lembra de que a avó usava perfume de gardênias quando nos deu aquele ursinho de pelúcia favorito no aniversário de três anos. Ou podemos ficar com medo e ter dificuldade para respirar quando ouvimos um grupo de motocicletas roncando na rodovia, sem entender de onde vem esse sentimento. No entanto, a criança interior se lembra do acidente com muitas motos que a família viu quando estava a caminho do chalé de férias, em um verão quando era pequena. Ou sentimos vergonha por causa de uma nota baixa na atividade em grupo na universidade, e não sabemos por que esse fracasso nos afeta muito mais do que parece afetar os outros membros do grupo. A criança interior se lembra de que era repreendida e privada de amor sempre que chegava em casa com qualquer resultado menor que um oito.

A razão para esse eu subconsciente ser chamado de "criança interior" é ele estar sempre dentro de nós. Se nos sentimos estagnados ou desanimados com o trabalho, criação dos filhos, relacionamentos, finanças ou qualquer outra área da vida, é provável que nossa criança interior precise de atenção — de alguém que a faça se sentir segura.

Qualidades da criança interior

A criança interior tem necessidades e qualidades essenciais que precisam ser nutridas para podermos viver como nosso eu autêntico no presente. Quando essas necessidades são atendidas, sentimos que estamos vivendo de maneira congruente, por dentro e por fora.

NECESSIDADES ESSENCIAIS DA CRIANÇA INTERIOR	QUALIDADES DA CRIANÇA INTERIOR SATISFEITA
• **Conexão:** relacionamentos positivos com família, amigos. • **Significância:** compreensão de senso de si mesma e da própria posição no mundo. • **Segurança:** capacidade de se expressar sem julgamento. • **Liberdade:** autonomia para escolher o que é melhor para si. • **Estímulo:** desejo de aprender. • **Crescimento:** capacidade de enfrentar desafios e aprender com eles. • **Variedade:** abertura para novas experiências. • **Amor:** segurança para se mostrar vulnerável a outras pessoas.	• "Eu me sinto segura." • "Estou aberta a muitas perspectivas diferentes." • "Sou criativa." • "Pratico autocuidado." • "Acredito que há possibilidade em todos os momentos." • "Uso minha imaginação." • "Respeito os limites dos outros." • "Observo sem julgar." • "Eu me valido." • "Sou suficiente." • "Gosto de brincar." • "Respeito meus limites."

Exercício: Criança interior

O exercício a seguir vai ajudar você a identificar as necessidades não atendidas de sua criança interior e, com isso, conseguirá se concentrar em como pode atendê-las. Use o modelo na página 110 e finja que é uma versão jovem de si mesmo (ou, melhor ainda, cole uma foto sua de quando era criança no alto da figura).

- Como é o nome dela? Talvez seja um apelido que você tinha na infância. Escreva-o com letras grandes sobre a cabeça da figura.
- Como ela se sente? Desenhe em sua criança interior um rosto que capture as emoções dela.
- O que deixa sua criança interior alegre? Desenhe um balão à esquerda dela e escreva nele três coisas que a fazem feliz.
- O que a deixa triste? Desenhe uma nuvem de tempestade à direita dela e o preencha com três coisas que a magoam.
- O que sua criança interior espera, sonha e deseja? Escreva em qualquer lugar da página e desenhe uma grande estrela em torno dessas palavras.
- O que preocupa a sua criança interior? Escreva essas preocupações sob os pés dela.
- Como sua criança interior recebe amor? Desenhe um coração em seu peito e, dentro dele, escreva o que a faz se sentir mais amada.
- O que a torna única? Desenhe algumas características físicas, roupas, objetos ou acessórios que representem as qualidades e os interesses únicos de sua criança interior.
- Finalmente, escolha um espaço em qualquer lugar da página e escreva com letras de forma maiúsculas: "EU SOU SUFICIENTE".

Agora, faça uma cópia do modelo de sua criança interior e o coloque em algum lugar visível do seu quarto ou escritório. O que gostaria de dizer a ela? O que quer que ela saiba? Que coisas você pode fazer hoje que a fariam mais feliz? Se estiver se sentindo estagnado, talvez consiga olhar para ela e ajudá-la a superar a tristeza e a preocupação sob seus pés e a alcançar a alegria e os sonhos que a cercam usando as dicas que você aprendeu até agora em *Terapia de bolso*.

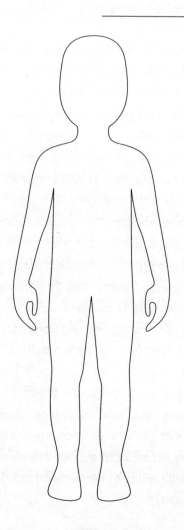

Maneiras de nutrir a criança interior

Agora que a criança interior foi reconhecida, chegou o momento de nutri-la e dar a ela o amor e o cuidado que merece. Aqui vão algumas maneiras pelas quais podemos nutrir a nossa criança interior:

- Criar espaço e permitir a liberdade de fazer o que achar melhor.
- Tirar um tempo para brincar.
- Descansar quando necessário.
- Ser vista e ouvida.
- Respeitar os próprios limites.
- Observar as próprias emoções sem julgamento.
- Praticar autocuidado disciplinado.
- Criar algo seja escrevendo, desenhando, pintando ou esculpindo, por exemplo.

Nutro minha criança interior por meio da autovalidação, autocompaixão, autoaceitação e autotranquilidade! Ao obter ajuda adequada e apoio que me respeita, me valida, mas também é franco e incentiva comportamentos positivos e efetivos. Ao agir com respeito por mim mesma e me dar atenção quando cuido de mim como cuidaria de um melhor amigo ou de mim quando criança: com bondade, franqueza, incentivo, compaixão e amor.

Ashira, 26
Melbourne, Victoria

Ok, mas por quê?

Veja um exemplo de como usar a técnica da pergunta "Por quê?" para mobilizar um sentimento que a criança interior está nos apresentando:

- Daisy fica mais nervosa que outras pessoas quando lhe pedem que faça uma apresentação no trabalho. *Por quê?*
- Porque Daisy tem medo de que os colegas pensem que ela é burra. *Por quê?*
- Porque os supostos "amigos" de Daisy a chamavam de burra quando ela era criança. *Por quê?*
- Porque Daisy tirava as notas mais baixas na época da escola. *Por quê?*
- Porque Daisy não tinha tempo para estudar como os amigos. *Por quê?*
- Porque Daisy tinha que trabalhar e fazer hora extra para sustentar a família. *Por quê?*
- Porque os pais de Daisy adoeceram quando ela era muito nova, e ela criou os irmãos. *Por quê?*
- Porque família é mais importante que qualquer coisa para Daisy.

Pela experiência de Daisy, podemos dizer que ela valoriza a família, porque os colocava em primeiro lugar quando criança. Também podemos ver que ela tem medo de ser "vista" no ambiente acadêmico ou profissional, e que isso ocorre porque seus amigos — as pessoas que ela esperava que a apoiassem — a ofendiam com base em seus resultados acadêmicos. Assim, a criança interior de Daisy se sente fracassada e força a Daisy do mundo atual a fugir dos holofotes no escritório.

Depois que Daisy mergulhar nessa história e descobrir que seu nervosismo com as apresentações vem de uma experiência de anos atrás e perceber que a família é mais importante que tudo, ela poderá sintonizar o pensamento para ajudar, ao invés de atrapalhar, suas apresentações. Em vez de pensar: "Não posso fazer esta apresentação porque vou parecer idiota na frente dos meus colegas", Daisy pode mudar o pensamento para: "Sou suficiente, e estou fazendo esta apresentação para poder continuar garantindo o sustento de minha família.".

Os valores de Daisy a ajudaram a descobrir o que é realmente importante quando ela fez a pergunta "Por quê?". Quando olhamos para dentro, para os fatores mais profundos que motivam ações e reações (emoções), a criança interior geralmente está no banco da frente. Quando ela é ouvida e recebe o que quer, pode nos ajudar a ser mais saudáveis e felizes e a descobrir a resposta para a pergunta: "Por que me sinto assim?".

———

O conceito de criança interior pode ser difícil de entender, mas, quando conseguimos, é uma ótima maneira de aprender autocompaixão. Dar a nós mesmos o amor e a atenção que nosso pequeno eu merece pode facilitar o perdão a comportamentos anteriores e nos ajudar a seguir em frente com um propósito mais direto e importante: o nosso "porquê".

CAPÍTULO 8

Todos os sentimentos

A conexão mente-corpo e domínio das emoções

Você já se sentiu acalorado e inquieto depois de uma briga com sua mãe? Talvez tenha sentido um frio na barriga antes de um discurso, ou um peso no corpo depois de perder alguém que ama? Essas são demonstrações de como emoções e sensações físicas podem andar de mãos dadas, e conseguir reconhecê-las é um passo importante para administrar o bem-estar mental.

Pense, sinta, comporte-se

O corpo está tão ligado às emoções que algumas pessoas conseguem identificar como se sentem a partir da manifestação física da emoção, antes de realmente poderem nomear os sentimentos. Sintomas físicos — como um aperto no peito, mandíbulas cerradas ou rosto corado — são sinais de uma emoção intensa.

Importante: nem todos os sintomas físicos das emoções são negativos. O calor e a leveza avassaladores da felicidade e do amor, por exemplo, diminuem a sensação ocasional de peso e opressão que afeta o estômago quando sentimos medo. Os terapeutas podem ajudar a aumentar sua sintonia consigo mesmo ao dar sentido a todos os sintomas emocionais físicos, mostrando truques para afastar aqueles que são inúteis e reconhecer com gratidão aqueles que nos fazem nos sentir bem.

O primeiro passo para entender essa conexão mente-corpo é abordá-la com uma curiosidade respeitosa. É nesse momento que nos perguntamos, sem fazer julgamentos, o que estamos sentindo; onde está esse sentimento no corpo; que cor ele pode ter, e que forma, tamanho ou textura. Por exemplo, podemos sentir tristeza no fundo da barriga. Ela pode parecer cinza, fluida e pesada, como uma nuvem densa que está pronta para derramar chuva, e pode girar em uma espiral lenta causando desconforto.

Embora as emoções possam nos deixar um pouco desconfortáveis, é importante não nos criticar quando as sentimos. Todo mundo sente emoções, e a maioria das pessoas as sente de forma muito semelhante. Quando nos criticamos e acreditamos que não deveríamos nos sentir de determinada maneira, isso amplifica a dor emocional, adicionando vergonha, constrangimento e piedade, além da emoção central que já sentíamos. Não é nada divertido.

Para combater o acúmulo de emoções negativas, podemos cuidar de nós mesmos como cuidaríamos de um amigo de quem gostamos. Nunca diríamos a um companheiro que está se sentindo mal que ele não tem o direito de se sentir assim — e, portanto, também não deveríamos dizer algo nessa linha a nós mesmos. Em vez disso, podemos construir a autoestima ao reconhecer as emoções com uma atitude positiva, dizendo: "Estou triste. Tudo bem me sentir assim, eu tenho esse direito."

E então ficamos com essa emoção.

Isso significa que não estamos tentando nos sentir melhor de imediato nem que estamos afastando nossos sentimentos. Bloquear as emoções ou nos distrair delas fazendo outras coisas (às vezes arriscadas) pode parecer atraente, mas só proporciona alívio temporário.

As emoções podem ser sentidas por dentro, mas também se manifestam como sintomas físicos que outras pessoas podem ver. Quando estamos envergonhados, ficamos com o rosto vermelho; os olhos talvez se encham de lágrimas quando estamos tristes; a ansiedade nos deixa inquietos; e, sem querer, baixamos o olhar para evitar contato visual quando constrangidos. Esses sintomas físicos são mais difíceis de esconder e, portanto, podem afetar a autoestima quando são notados, como durante uma entrevista ou apresentação, ou logo antes do primeiro beijo com alguém de quem gostamos há algum tempo.

Reconhecer as emoções não significa mergulhar e chafurdar nelas. Se estamos tristes, a ideia de nos afastar dos amigos e passar mais tempo sozinhos, fazendo coisas que nos distraem das emoções, como assistir à televisão e rolar o Instagram sem pensar, é tentadora. Mas isso não vai ajudar.

Na verdade, pode causar ainda mais tristeza, porque nos sentimos desconectados da diversão e do apoio social de amigos e familiares.

Afastar os sentimentos é como tentar submergir uma bola de praia — com um pouco de esforço, até conseguimos empurrá-la para baixo da superfície por um momento, mas ela vai continuar voltando à tona. Retomando a ideia de nos tratarmos como tratamos um amigo, se um amigo nos diz que está ansioso, não ignoramos esse sentimento e tentamos imediatamente distrai-lo — podemos abrir espaço na conversa para falar da razão pela qual ele se sente assim, há quanto tempo, e como isso o está afetando. Pode ser útil abrirmos espaço para experimentarmos e processarmos nossas emoções da mesma maneira.

Melissa Burgess, psicóloga clínica

Existem maneiras pelas quais podemos aprender a controlar um pouco melhor as emoções e a *responder*, em vez de *reagir* a elas. Aprender a manter a calma em uma crise ou segurar as lágrimas até estar em um ambiente mais confortável pode ajudar a dissipar as emoções e impedir que elas nos dominem.

O truque aqui é fazer o contrário do que você quer fazer (como, ficar em casa e se afundar) e escolher alguma coisa ativa e/ou social (por exemplo, sair para dar uma caminhada com um amigo).

Exercício: Ações opostas

Popular na terapia comportamental dialética, a atividade da "ação oposta" força o fim de um padrão negativo incentivando você a fazer o oposto do que é habitual. Como sua resposta a uma emoção é biologicamente programada, é necessário pensar conscientemente para mudar seus hábitos e escolher a ação oposta.

Aqui vão alguns exemplos de sentimentos negativos e as ações comuns (comportamentos) associadas a eles.

EMOÇÃO	AÇÕES COMUNS
Ansiedade	Encher a agenda, permanecer ocupado.
Raiva	Gritar, socar, chutar.
Medo	Esconder, fugir, evitar o que causa o medo, desviar o olhar.
Culpa	Evitar outras pessoas, consumir alimentos pouco saudáveis.
Tristeza	Afastar-se dos outros, ficar na cama, consumir alimentos pouco saudáveis ou parar de comer.
Vergonha	Abaixar a cabeça, isolar-se, tentar se esconder.

Os sentimentos e as ações anteriores são válidos. No entanto, se você quiser um resultado diferente e mais resiliente, pode escolher executar a ação oposta e colher a recompensa de um sentimento positivo.

SENTIMENTO NEGATIVO	AÇÕES COMUNS	AÇÃO OPOSTA	SENTIMENTO POSITIVO
Ansiedade	Encher a agenda, permanecer ocupado.	Deixar os domingos livres para ter tempo para si ou para cuidar da organização da vida.	Calma
Raiva	Gritar, socar, chutar.	Respirar fundo de olhos fechados, afastar-se.	Paz
Medo	Esconder, fugir, evitar o que causa o medo, desviar o olhar.	Erguer o queixo, encarar o que causa o medo.	Confiança
Culpa	Evitar outras pessoas, consumir alimentos pouco saudáveis.	Admitir seus atos, reconhecer os erros cometidos.	Satisfação
Tristeza	Afastar-se de outras pessoas, ficar na cama, consumir alimentos pouco saudáveis.	Visitar amigos ou familiares, sair para dar uma caminhada, comer uma refeição nutritiva.	Felicidade
Vergonha	Abaixar a cabeça, isolar-se, tentar se esconder.	Erguer o queixo, cercar-se de pessoas.	Orgulho

Quanto mais você executar ações opostas, mais o cérebro se programará para responder dessa maneira. A seguir, há uma lista de sentimentos negativos adicionais, os quais você talvez esteja sentindo, junto de suas ações comuns. Construa resiliência ao acrescentar a ação oposta que você pode pôr em prática para mudar seus sentimentos de negativos para positivos. Preencha os espaços no fim da tabela quando experimentar um sentimento que não estiver listado aqui.

SENTIMENTO NEGATIVO	AÇÕES COMUNS	AÇÃO OPOSTA	SENTIMENTO POSITIVO
Tédio	Olhar distraído as redes sociais, comer ou beliscar sem fome.		Empolgação
Inveja	Comparação, crítica.		Gratidão
Frustração	Desistir, evitar a tarefa.		Competência
Nervosismo	Esconder-se, evitar a ação, cancelar o evento.		Calma
Inutilidade	Evitar outras pessoas, ter comportamento destrutivo, automutilação.		Utilidade

As emoções comuns citadas anteriormente podem ser fáceis de controlar fisicamente. O trauma, no entanto, é armazenado nos níveis psicológico e fisiológico e pode ser muito mais difícil de controlar. A resposta a ele se manifesta como uma reação reflexa de luta ou fuga quando ativado, e geralmente provoca aflição para que você se afaste, inquietação ansiosa, coração acelerado ou suor. A resposta de permanecer estático também é comum em caso de trauma, manifestando-se como a incapacidade de sair da cama, de se mover, ou de imobilidade quando provocada por uma atividade que nos lembra da experiência traumática (por exemplo, se ouvimos barulho de freada depois de termos sofrido um acidente de carro). Isso causa impacto no funcionamento executivo, que é o que nos ajuda a estar presente e a interagir com o mundo de maneira significativa.

Emoções traumáticas — geralmente sinais de estresse pós-traumático — podem permanecer no corpo, mas nem sempre fazemos a ligação entre os sentimentos e o trauma passado que pode ser responsável por eles. Dores de cabeça constantes, dor crônica, nervosismo e dissociação (sensação de estar desconectado de si mesmo e do mundo ao redor) são exemplos de como o trauma pode permanecer no corpo mesmo quando sentimos que "superamos" a experiência traumática propriamente dita. Embora esses efeitos sejam desencadeados, com frequência, quando somos lembrados do acontecimento traumático, às vezes aparecem do nada, e isso pode nos induzir a atribuir problemas de memória, aperto no peito, dificuldades para dormir, confusão mental ou tensão muscular ao estresse da vida diária e ao cansaço. Na verdade, a experiência do trauma pode encolher nossa "janela de tolerância" — a capacidade de lidar com situações estressantes sem que elas se sobressaiam.

Terapeutas especializados em trauma ajudam a administrar emoções por meio de métodos baseados em evidência, como terapia de exposição prolongada ou terapia de comportamento cognitivo, o que ajuda o cliente a se separar da atividade indutora de trauma. Considerando como o trauma pode ficar adormecido no corpo, a atividade física é especialmente popular para ajudar no tratamento, porque colabora para reconhecermos emoções que podemos não captar de forma lógica nem entender prontamente como nos afetam. As técnicas de exercícios físicos incluem ioga sensível ao trauma, na qual o praticante é treinado em respostas para trauma e o estúdio de ioga é seguro para os participantes abordarem sentimentos de desconexão do corpo em uma prática guiada; e terapia somática, que foca especificamente em como o corpo retém e expressa experiências. Por meio dessas práticas e da terapia verbal, os sintomas de trauma no corpo podem ser processados, o sistema nervoso é regulado e é possível se aproximar mais do objetivo final de retomar o envolvimento com o mundo de maneira positiva.

Um jeito simples de externalizar uma emoção é usar a curiosidade para descrevê-la (inclusive dando um nome a ela!), para recuperar o controle. Quando fazemos isso, é mais fácil considerar a emoção como uma invasão, não como uma parte intrínseca nossa, e transformá-la em algo de que podemos nos desconectar com mais facilidade.

Exercício: Externalizar emoções

Aqui vai um exemplo de como você pode externalizar suas emoções: quanto mais perguntas faz, mais detalhes compartilha, separando-se do sentimento negativo. A coluna um é um estímulo, a coluna dois mostra exemplos de alguém se sentindo triste.

Desenhe sua emoção na primeira célula na medida que trabalha com os estímulos.

A EMOÇÃO QUE SINTO INTERNAMENTE	EXEMPLO: "TRISTEZA"
Onde você sente a emoção?	Eu a sinto no peito.
Vamos tirá-la do seu corpo e colocá-la na sala: onde ela está?	Está por aí, flutuando acima do chão.
De que cor é a emoção? É de uma cor só, ou tem muitas?	É cinza, com muitos tons diferentes, como uma poça ou uma nuvem, mas pesada.
Que sensação ela passa? É pesada ou leve? É felpuda ou lisa?	É pesada e lisa, quase molhada.
Consegue enxergar através da sua emoção? Ela é opaca ou transparente?	Consigo ver através de algumas partes, mas não de outras, é mais como uma nuvem.
Ela parece seca ou molhada?	É molhada, como se estivesse cheia de lágrimas.
Está parada ou se move? Como ela está se movendo?	Não, ela se move um pouco. De um jeito lento e rítmico, como bolhas, mas sem saltar, só se mexendo acima de tudo. Fluida!
Ela tem nome?	Vou chamá-la de sr. Triste.
O que [nome] está dizendo para você fazer? O que quer de você?	Sr. Triste quer que eu fique dentro de casa e embaixo das cobertas, sem ver meus amigos, longe de tudo. Ele quer que eu esteja sempre lá, porque ele está sempre lá.
O que quer dizer para [nome]?	Sr. Triste, eu te vejo e lamento que esteja aqui, mas vou sair e encontrar meus amigos mesmo assim, porque não sou uma pessoa triste — só fico um pouco triste quando estamos juntos. Você fica aqui, eu vou sair.

Quando a emoção é externalizada, você pode fazer perguntas que a mantenham fora de você e, assim, descobrir como ela o controlava, ou como foi bem-sucedido ao lidar com essa emoção no passado. Quando nos lembramos de que superamos o sentimento anteriormente, percebemos que podemos superá-lo de novo. Por exemplo, em relação ao sr. Triste, é possível considerar:

- Como o sr. Triste restringiu sua vida no passado?
- Quando você assume o controle sobre o sr. Triste, como ele o domina de novo?
- De que modo o sr. Triste está restringindo você?
- O que ajuda o sr. Triste a continuar criando problemas para você?
- O que você acha que o sr. Triste faria como um último esforço para permanecer em sua vida, na medida em que você se torna mais forte contra ele?
- Como você derrotou o sr. Triste no passado?
- De quem em sua vida o sr. Triste realmente não gosta?

As questões anteriores permitem que você descubra quem são seus apoios sociais, o que "alimenta" a emoção negativa (por exemplo, ficar na cama o dia todo), e o que mantém o sr. Triste separado de você como indivíduo. Você não é triste; é uma pessoa que está incomodada por se sentir triste (isto é, sr. Triste), e às vezes a tristeza (ou o sr. Triste) assume o controle sobre você.

O eixo intestino-cérebro

Já ouviu a expressão "dá um frio na barriga"? Pode ser clichê, mas é baseada em ciência: a relação entre mente e intestino é forte, graças a um nervo em especial — o vago.

O nervo vago conecta o trato gastrointestinal ao sistema nervoso central pelas vias espinhais, enviando mensagens nos dois sentidos. No entanto, a conversa não é equilibrada. Pesquisas mostram que apenas 20% dos sinais nervosos saem do cérebro para o intestino, enquanto 80% dos sinais viajam do intestino para o cérebro.[1] A saúde do microbioma digestivo — isto é, bactérias boas e outros micro-organismos que vivem no intestino e ajudam a digerir fibra, a regular o sistema imunológico e a controlar a saúde cerebral — pode, portanto, causar sério impacto no bem-estar mental e emocional.

Sintomas da síndrome do intestino irritável, uso de antibióticos fortes, consumir muitos alimentos adoçados artificialmente, estresse, falta de sono de qualidade, beber ou fumar demais e não se alimentar com a devida variedade podem impactar a saúde intestinal, e, consequentemente, a mente. Converse com seu médico sobre sua saúde intestinal para ver se um probiótico pode colaborar com seu bem-estar gastrointestinal, emocional e mental. Isso pode ajudar a fortalecer seu instinto!

Saber que corpo e mente têm essa ligação tão próxima pode nos ajudar a responder a sensações físicas de um jeito emocionalmente presente. Na próxima vez que sentir uma dorzinha de barriga ou se pegar desabando em uma cadeira, pare e analise internamente o que pode estar causando essas sensações. Tem alguma coisa desencaixada no seu mundo? Você se sente ameaçado? Está constrangido com alguma coisa? Ao analisar e atribuir uma causa a seus sentimentos, muitas vezes pode alcançar uma sintonia melhor com as emoções — e, assim, aprender a ter domínio sobre elas.

CAPÍTULO 9

Conexões significativas

Administrando relacionamentos interpessoais

"Farinha do mesmo saco", "Você é a média das cinco pessoas com quem passa mais tempo", "Diga-me com quem andas, e te direi quem és"... Há muitas expressões conhecidas que falam da importância das pessoas de quem somos mais próximos, e de como esses relacionamentos podem moldar a nossa vida. E tem um motivo para isso. Embora o debate natureza X criação — que menciona a genética ou fatores ambientais e experiências terem mais impacto sobre nossas características — seja acirrado, não há como negar que as pessoas com quem mais convivemos formam nosso sistema de crenças, valores e felicidade.

As pessoas com quem nos conectamos, seja casual ou significativamente, compõem nossos relacionamentos interpessoais. Temos relações com todo mundo: parceiros, amigos, família e colegas, professor dos filhos, o atendente da padaria e o veterinário. As interações com esses indivíduos são significativas para a nossa vida, porque nos mantêm ligados à nossa comunidade, algo que — como já sabe nesta altura de *Terapia de bolso* — é importante para a saúde emocional, social e física. O oposto das relações *inter*pessoais são as relações *intra*pessoais, as que temos com nós mesmos.

Relacionamentos interpessoais nos ajudam a dar propósito e a combater a solidão. Sem isso, a saúde emocional seria afetada, e nos sentiríamos perdidos. Pense em como se sente bem quando o atendente da padaria se lembra do seu pedido, ou o cumprimenta pelo nome, ou quando o motorista do ônibus lhe deseja um bom fim de semana quando você desembarca em um final de tarde de sexta-feira. Todas essas interações nos dão a sensação de que estamos sendo vistos no mundo. Para este capítulo, vamos nos ater a relações mais profundas: amizades, relacionamentos românticos e com familiares. Mas nunca desconsidere o impacto que sorrir para um desconhecido pode causar em sua caminhada matinal.

Amigos para sempre...?

Desde muito pequenos, somos induzidos a cultivar amizades. Quando bebês, brincamos com os filhos dos amigos de nossos pais. Na escola, temos sistemas de parceria e eventos para brincar e dormir na casa dos amigos. Quando somos adultos, temos amigos da universidade, do trabalho, que conhecemos em um ano sabático. Algumas dessas amizades duram a vida toda; outras são fortes apenas durante temporadas da vida, e depois perdemos contato.

Muitas amizades seguem a teoria dos estágios, criada pelo psicólogo George Levinger, que compreende cinco etapas: atração, construção, continuação, deterioração e término. O objetivo é manter a fase de "continuação" na maioria de nossas relações — é aí que as amizades de toda uma vida são formadas. Às vezes, porém, alguns relacionamentos não são saudáveis, e precisamos seguir para a fase do término a fim de proteger nosso autovalor.[1]

Comparação e ciúme são questões que surgem nas amizades, especialmente quando avançamos por diferentes estágios de vida. Ambos derivam de sentimentos de competição, e podem estar relacionados à aparência física, sucesso financeiro, marcos da vida (casas, bebês, casamentos, parceiros) e mais. Uma amizade significativa deriva de ficarmos felizes por nossos companheiros quando alcançam o sucesso, mas essa nem sempre é nossa primeira emoção. O truque está em não permitir que a inveja nos contamine e cresça — reconhecer o sentimento internamente ("Estou me sentindo muito amargo com a promoção dela"), ficar curioso sobre de onde ele vem ("Deve ser porque estou tentando ser promovido"), depois desassociá-lo de sua amizade ("Posso ficar feliz por ela enquanto continuo tentando ser promovido"). Simran Kaur, cofundadora do *Girls That Invest*, certa vez resumiu isso no Instagram: "Ver o sucesso de outras pessoas é a confirmação das minhas possibilidades".[2]

Outra fonte regular de descontentamento nas amizades é a inconstância, especialmente no nível de atenção que o relacionamento recebe. Por exemplo, se sentimos que somos sempre nós a correr atrás, isso pode provocar ressentimento e nos fazer imaginar se a outra pessoa quer ser nossa amiga tanto quanto nós queremos. Quando esse tipo de pensamento surge em uma amizade — ou em qualquer relacionamento — pode ser útil recuar um passo e avaliar seus pensamentos e sentimentos. Tente o exercício de "Questionamento socrático" a seguir para investigar seus pensamentos e sentimentos sobre um relacionamento que considera importante.

Exercício: Questionamento socrático

Quando um pensamento indesejado surge na sua cabeça repetidamente, pode ser perturbador. Pensamentos intrusivos podem ser racionais ("sinto saudade da minha ex-namorada") ou irracionais ("eu poderia roubar aquela saia com facilidade"), mas uma coisa em comum entre eles é que as pessoas não querem que continuem germinando.

Usado com frequência na terapia cognitivo-comportamental, o questionamento socrático desafia pensamentos irracionais de forma a percebermos o quanto eles podem ser inúteis e para que possamos dar um fim neles. O nome "questionamento socrático" vem do filósofo grego Sócrates, que acreditava que o questionamento atento nos permitiria rever ideias de maneira lógica e determinar sua validade.

Aqui vai um exemplo de questionamento socrático usado contra o pensamento irracional de que "meu melhor amigo não quer mais saber de mim".

Meu pensamento intrusivo é...	Indi não gosta mais de mim e não quer mais minha amizade.
Que evidência existe para este pensamento?	Mandei três mensagens e não recebi resposta. Eu a vi interagir com Alissar em uma rede social.
Que evidência existe contra este pensamento?	Indi me mandou um cartão de aniversário na semana passada. Indi me manda memes no Instagram.
Estou realmente olhando todas as evidências, ou só as que sustentam meu pensamento?	Na semana passada, Indi me falou que estava ocupada com a quantidade monstruosa de trabalho, então talvez por isso não tenha respondido às minhas mensagens. Seus pais também estão na cidade, e Indi está de guia de turismo. Alissar conhece os pais de Indi — ela era vizinha deles quando criança.
Estou interpretando mal a evidência?	Talvez sim. Existem mais evidências contra o meu pensamento.
Este pensamento é baseado em fatos? Ou é baseado em sentimentos?	Não, sentimentos. Sinto falta da amizade dela e meu foco está no fato de Indi não ter respondido às minhas mensagens esta semana.
O que outras pessoas que conhecem a evidência podem pensar? Algo diferente do que eu penso?	Sim, diriam que Indi está apenas na correria e que logo, logo vai me responder.
Este é um pensamento habitual? Por quê?	Ele aparece ocasionalmente. Sofri bullying no colégio e virei pária no meu grupo de amigos. Tenho medo de que isso possa se repetir com Indi.

Este pensamento é meu ou veio de alguém? No segundo caso, a pessoa é confiável?	O pensamento é meu, tendo como base minha experiência no colégio.
Este pensamento é um cenário provável ou é o pior cenário possível?	É o pior cenário possível e — olhando para a evidência — é improvável que aconteça.

Agora que viu o modelo, use a tabela de questionamentos socráticos a seguir para desafiar seus pensamentos intrusivos. Você não precisa usar todas as questões, embora cada uma ajude de maneiras diferentes.

Meu pensamento intrusivo é...	
Que evidência existe para este pensamento?	
Que evidência existe contra este pensamento?	
Estou realmente olhando todas as evidências, ou só as que sustentam meu pensamento?	
Estou interpretando mal a evidência?	
Este pensamento é baseado em fatos? Ou é baseado em sentimentos?	
O que outras pessoas que conhecem a evidência podem pensar? Algo diferente do que eu penso?	
Este é um pensamento habitual que tive anteriormente? Por quê?	
Este pensamento é meu, ou o recebi de alguém? No segundo caso, a pessoa é confiável?	
Este pensamento é um cenário provável ou é o pior cenário possível?	

Se você considerou seriamente seus pensamentos e sentimentos e ainda sente que há algum problema na amizade, pode ter uma conversa com esse amigo — desde que se sinta seguro e capaz disso. Ter esse tipo de conversa em um espaço neutro e pessoalmente é sempre melhor do que por mensagem de texto, pois ajuda a não perder o tom. Comece a conversa com "eu sinto..." em vez de apontar, "você...", e fazer afirmações — de forma que ninguém se sinta atacado. Em uma amizade ideal, a outra pessoa vai ouvir você e reconhecer o motivo do seu comportamento não ter sido bom recentemente, ou no passado. Juntos, poderão criar um plano para fortalecer o relacionamento e seguir em frente.

Em casos mais extremos, amizades que terminam de um jeito negativo podem levar a bullying, o que tem o potencial de causar sério impacto na saúde mental. Se você se sente humilhado, atacado ou constrangido depois de interações com seu "amigo", talvez deva reconsiderar a amizade e se afastar dele.

É claro, amizades também podem simplesmente desmoronar por causa de mudanças em estágios de vida (quando seu amigo se torna pai, mas você não quer ter filhos), geografia (você se muda para outro país) e demandas concorrentes (sua agenda de trabalho é muito cheia). Isso não tem que significar o fim de uma amizade, mas a relação pode ser transformada em uma conexão amigável com as ferramentas certas. Entre os sinais comuns de uma boa amizade, temos:

- **Comunicação franca**: dizer aos amigos quando estamos sobrecarregados e não temos tanto tempo para eles.
- **Confiança e respeito**: respeitar as experiências de nossos amigos e confiar as nossas a eles.
- **Consistência**: fazer questão de pedir notícias e aparecer regularmente, mesmo que não seja todos os dias ou semanalmente.
- **Tempo de qualidade e atenção**: criar tempo para os amigos, ou mandar um cartão para celebrar uma conquista.

- **Escuta ativa**: deixar o celular de lado e praticar bom contato visual quando conversar com amigos, fazer perguntas interessadas.
- **Positividade**: compartilhar satisfação e celebrar a vida um do outro.
- **Empatia**: compreender e apreciar as circunstâncias de nossos amigos quando puderem estar enfrentando momentos difíceis.
- **Limites**: respeitar os desejos de nossos amigos quando pedirem tempo ou espaço, e reforçar os nossos limites quando for necessário.

Amizades são fortalecidas e fortificadas quando esses princípios são praticados pelas duas partes.

Amor não é tudo de que precisamos

Relacionamentos românticos são, sem dúvida, as mais turbulentas de nossas relações pessoais. São o motivo para a maioria dos meus clientes procurar terapia. O jogo do namoro é um campo minado, com uma nova tendência surgindo a cada mês para descrever as diversas quebras de comunicação durante esse período como *breadcrumbing, ghosting* e *benching* para citar alguns.*

Esta seção de *Terapia de bolso* poderia ser um livro inteiro. Mas, para simplificar as coisas, estão listadas a seguir algumas questões centrais que você pode enfrentar em relacionamentos românticos, e como lidar com elas.

---

*   *Crumbling*: dar sinais de interesse sem ter realmente a intenção de se envolver.
Ghosting: desaparecer sem dar explicações.
Benching: manter alguém na "reserva", alimentando seu interesse, enquanto se dedica a outros interesses românticos. (N.T.)

- **Comunicação**: seja o silêncio depois de um primeiro encontro que acreditávamos ter sido bom, ou o tratamento de silêncio depois de uma discussão a respeito de quem é a vez de carregar a lava-louças, é fácil notar quando há uma interrupção na comunicação em nossos relacionamentos. É impossível saber exatamente o que outra pessoa está sentindo. No entanto, quando a felicidade dela depende de sermos abertos e comunicativos, é isso que devemos ser — mesmo que possa ser um pouco desconfortável. Se não está interessado em alguém, um simples: "Agradeço muito, mas não senti que rolou química. Espero que você encontre o que está procurando" é uma maneira respeitosa de comunicar seus sentimentos. Responder à tal mensagem ("Obrigado por avisar"), em vez de reagir ("Está brincando? Por que deu uns amassos comigo, se sentiu que não tínhamos química?") é um jeito respeitoso de retribuir. Facilite a interação contando até três antes de responder a uma pergunta, mensagem ou tema que podem agir como gatilhos — esse tempo pode permitir que você dê um passo para trás e faça melhores escolhas de quanto a como se comunicar.

- **Infidelidade**: não importa se fomos infiéis ou se alguém foi infiel a nós, infidelidade é uma questão difícil de superar em um relacionamento. Mas pode acontecer. Podemos nos desviar de um parceiro porque falta alguma coisa no relacionamento — tempo, intimidade, atenção e assim por diante. Identificar o que falta é o primeiro passo para reconectar-se com o parceiro romântico depois da infidelidade. A confiança é grande parte de um relacionamento, então comunicar a infidelidade — seja real ou só em pensamento — é importante. Faça isso em um ambiente neutro (não no seu quarto nem em casa), pessoalmente (em vez de por mensagem ou e-mail), e com tempo suficiente para a conversa se desenvolver (não enquanto espera um café ou no intervalo do almoço). Dê à outra pessoa espaço e tempo para ouvir e responder, sabendo que o assunto não vai terminar em uma única conversa. Verifique depois como os dois estão se sentindo e busque mediação de uma terceira parte se precisarem de apoio para seguir em frente — juntos ou separados.

- **Sexo e intimidade**: questões relacionadas a sexo e intimidade podem ser percebidas como incrivelmente pessoais, porque têm a ver com momentos em que estamos vulneráveis. Essas questões podem incluir ideias diferentes sobre quanto e que tipo de sexo é bom, quando e se devemos ser monogâmicos ou poliamorosos, se preferimos dormir abraçados ou precisamos de espaço para roncar, se demonstrações públicas de afeto são ou não apropriadas e assuntos relacionados a desempenho sexual. Quando estamos nus, expostos e vulneráveis no quarto, é difícil conversar sobre sexo e intimidade. Por isso, às vezes, é melhor tratar o descontentamento com esses assuntos em um lugar neutro que não seja o quarto. Reitere do que você *gosta* na intimidade com seu parceiro, depois, aborde o assunto novamente usando afirmações do tipo "eu sinto..." que garantam que seu parceiro não se sinta atacado. A premiada terapeuta sexual Chantelle Otten diz em seu livro *The Sex Ed You Never Had* ("A educação sexual que você nunca teve", em tradução livre): "Feedback e crítica são coisas diferentes. Se você diz ao seu parceiro que algo não vai bem e que gostaria de tentar outra coisa, isso é só feedback, não é crítica. Depois, pode ser interessante conversar sobre como isso fez você se sentir e o que podem fazer diferente na próxima vez."[3] E lembre-se: se violarem seu consentimento, relate a alguém de sua confiança — isso nunca é bom.

- **Abuso e trauma**: enfrentar abuso ou trauma praticado por um parceiro romântico é algo muito difícil de administrar, especialmente quando também há manipulação, o que dificulta enxergar que a maneira como se é tratado é errada. O abuso pode ser físico ou emocional. Abuso físico inclui bater, chutar, morder, empurrar e fazer sexo sem consentimento. O emocional inclui negligência, humilhação, controle, constrangimento, desprezo, monitoramento, isolar o parceiro de outras pessoas e outros atos em que uma pessoa diz ou faz coisas para feri-lo intencionalmente. Um amigo próximo ou um representante do poder público, como um policial, pode ajudar você a sair de uma situação de abuso, enquanto um terapeuta o ajuda a administrar sentimentos de autovalor associados ao trauma. Com seu sistema de apoio, você pode criar um plano para evitar brigas e planejar uma saída segura do relacionamento. Se não tiver um sistema de apoio disponível, pode telefonar para serviços públicos que funcionam vinte e quatro horas, como 1800RESPECT, MensLine Australia (1300 78 99 78), Lifeline (13 11 14) e outros (números atualizados no momento da impressão).[*]

- **Complacência**: é fácil cair na complacência em um relacionamento longo, quando a empolgação do "período de lua de mel" se transforma em rotina. É nessa fase que muitos se perguntam se outros relacionamentos são melhores, em especial quando incentivados pelas expectativas irrealistas que a cultura pop impõe — afinal, os filmes raramente mostram casais lavando roupa juntos ou pagando a conta de luz. Junto da complacência vem a falta de gratidão, e podemos começar a pensar no parceiro como alguém com quem dividimos a casa, em vez de como alguém amado. Isso pode

---

[*] No Brasil, 190 (Polícia Militar) e 180 (atendimento a mulheres em situação de violência). Há também o 181 para denúncias anônimas de casos de violência contra a mulher. (N.E.)

provocar sentimentos de ressentimento, ou de não ser "visto" e valorizado. Reacenda a chama do seu relacionamento programando noites românticas regulares, usando acessórios como Cartões de Conversa para encontrar assuntos fora dos temas habituais de interesse, e façam um esforço para trocar elogios com frequência.

- **Vínculo**: nossas maneiras preferidas de expressar e receber afeto em um relacionamento nem sempre são as mesmas do parceiro. Nosso parceiro pode querer passar todos os dias na nossa companhia, enquanto nós temos preferência por independência e acreditamos que a ausência alimenta a ternura. Acredita-se que o estilo de se relacionar reflete as dinâmicas que tivemos com nossos cuidadores na infância e incluem: *vínculo seguro* — ser calmo, afetuoso e sociável, ter facilidade para se conectar com outras pessoas; *vínculo ansioso* — temer rejeição, ter baixa autoestima e precisar de reafirmação constante; *vínculo esquivo* — ser independente, com autoestima elevada, evitar sentimentos de intimidade e ter dificuldade para assumir compromisso; e *vínculo temeroso-esquivo* (também conhecido como vínculo desorganizado) — desejar ser amado, mas ter dificuldade para deixar as pessoas se aproximarem por conta de desconfiança.[4] Nosso estilo de vínculo pode mudar com o tempo, mas é útil tentar entender qual é, e qual é o estilo do parceiro, para entendermos melhor as necessidades, tendências e reações do outro. Alguém com um estilo ansioso de vínculo pode precisar da confirmação de que o parceiro é devotado a ele, alguém com um estilo esquivo de vínculo pode reagir mal aos pedidos por confirmação, que podem despertar a sensação de estar preso ou sendo pressionado para assumir um compromisso. Ter consciência do comportamento associado aos diferentes estilos de vínculo pode ajudar a evitar mal-entendidos.

- **Finanças**: problemas financeiros podem impactar os relacionamentos de maneira significativa. Se temos ideais diferentes de nosso parceiro em relação a quanto gastar e quanto economizar, tensão pode surgir. Isso inclui comportamento financeiro secreto, como apostar escondido do parceiro. Mas questões monetárias não são consequências apenas de crenças diferentes. Na verdade, com o preço dos alimentos, da eletricidade e da água aumentando, não é surpresa que o relacionamento íntimo de mais de um terço dos australianos seja afetado por pressões do custo de vida.[5] Ter conversas abertas e regulares sobre finanças e expectativas relacionadas a gastos pode ajudar a reduzir problemas causados pela presunção de estarmos em sintonia. Alguns casais combinam, regularmente, um dia para discutir finanças, e nessas ocasiões verificam os orçamentos, enquanto outros preferem manter uma conta conjunta para despesas comuns e contas individuais para gastos pessoais — o objetivo é ter um plano e ser transparente com o parceiro sobre as finanças.

- **Discussões**: as brigas em um relacionamento podem começar por problemas pequenos, como deixar saquinhos de chá na pia, ou por questões maiores, como o motivo para uma infidelidade. Independentemente do motivo, uma resolução rápida é a melhor maneira de evitar que ela se torne uma tremenda explosão. Se puder, respire fundo antes de responder durante uma discussão. Afaste-se da situação se sentir que pode dizer alguma coisa de que vai se arrepender, e não deixe de retomar o assunto para explicar por que se sentiu magoado por alguma coisa que o parceiro disse. É difícil se desculpar, mas um pedido de desculpas, quando merecido, é meio caminho andado. Com ele, vem o perdão e a chance de seguir em frente. Nossos avós estavam certos quando diziam: "Não vá dormir com raiva". Tente resolver com comunicação clara quaisquer discussões que tiver (aquelas afirmações do tipo "eu sinto...", lembra?), e, se precisar de um mediador para questões mais importantes, procure um amigo de confiança ou um terapeuta.

- **Incompatibilidade**: quantos filhos você quer ter? Quantas vezes devemos encontrar a família? Você se importa se eu trabalhar até tarde de novo hoje à noite? Temos as mesmas crenças religiosas e culturais? Quanto sexo é "suficiente" em uma semana? Responder a essas perguntas pode revelar incompatibilidade em um relacionamento. Embora sejam questões importantes cujas respostas transmitam opiniões arraigadas, relacionamentos são construídos com base em concessões. É possível entrar em um acordo sobre diversos aspectos da vida em uma conversa na qual as duas opiniões sejam expostas e os dois parceiros se disponham a fazer sacrifícios por um objetivo que seja mais ou menos um meio-termo entre eles. Por exemplo, um casal pode decidir jantar com a família quinzenalmente para acomodar o desejo de um dos parceiros, que é manter jantares semanais, e o do outro, que prefere jantares mensais. No entanto, às vezes é impossível chegar a esse tipo de acordo. Quando isso acontece e envolve coisas que são profundamente importantes para nós, como ter filhos ou onde morar, talvez seja necessário olhar para o relacionamento e decidir se ele realmente tem futuro.

Reconhecer e trabalhar para corrigir essas questões essenciais o quanto antes pode aumentar a longevidade do relacionamento. Às vezes é difícil, especialmente quando envolve uma terceira parte, como filhos ou animais de estimação, razão pela qual muitos procuram terapia (individual ou de casal). Se você não puder ter um terapeuta, pode tentar as dicas de comunicação na seção sobre amizade (página 126) para ter uma conversa sobre o que o está magoando, ou pode usar o exercício do questionamento socrático (página 127) para descobrir se as sensações sobre seu relacionamento são baseadas em fato ou em sentimentos.

Laços de família

Sistemas familiares são complexos, compostos por membros próximos ou mais distantes que, em última análise, influenciam o comportamento uns dos outros, de acordo com o psiquiatra Murray Bowen.[6] Bowen afirma que as necessidades e habilidades de um membro da família podem afetar todos os outros, assim como os relacionamentos que cada um deles tem. Por exemplo, a proximidade que temos com um irmão em particular pode afetar o relacionamento que mantemos com os outros irmãos, e o jeito como os pais interagem entre eles muitas vezes determina o tom para a dinâmica de toda a família. Não é um efeito dominó, mas tudo está interconectado.

Quando um relacionamento entre membros da família é abalado, isso pode impactar toda a unidade. Muitas questões presentes em relacionamentos românticos e de amizade, como falta de confiança, diferenças financeiras, complacência e falta de comunicação, podem existir nas nossas relações com membros da família. No entanto, embora possamos escolher nos vincular com amigos e parceiros românticos que têm valores semelhantes aos nossos, nem sempre temos essa opção dentro da família. Pais ou avós podem ter valores que você considera "antiquados", especialmente em relação a sexo, educação ou papéis de gênero, enquanto uma tia pode ter crenças diferentes das suas em relação a sexualidade, e seu irmão pode expressar pontos de vista sobre raça que você considera ofensivos. Quando esse tipo de conflito surge, há maneiras para tentarmos administrar o relacionamento com familiares complicados:

- Evitar temas de conflito, como opiniões sobre as próximas eleições ou identidade.

- Pedir a outro membro da família para estar presentes quando estivermos com a pessoa em questão, para agir como um "amortecedor", desviando atenção.
- Limitar o tempo de interação com familiares que nos machucam.
- Alinhar com o parceiro ou acompanhante uma saída estratégica de eventos onde esse familiar estiver presente.
- Estabelecer limites com o familiar, determinando o que vai discutir com ele e o que não será falado nem tolerado.

Infelizmente, não é tão fácil deixar para trás uma família com cujos valores não concordamos. Às vezes, viver em harmonia é o melhor que podemos fazer.

Quando relacionamentos azedam

Saber como resolver conflitos é uma competência incrível para ajudar a construir resiliência e promover relacionamentos mais saudáveis. Independentemente de o conflito ser com um colega de trabalho, amigo, parceiro, membro da família ou até um conhecido, pode piorar quando ignorado. Quanto antes for mitigado, melhor.

Seguem algumas estratégias que você pode usar para administrar conflitos interpessoais:

- Comunicar sentimentos com clareza e sinceridade e tentar usar o modelo SCI de feedback (veja o ponto cinco na página 149).
- Assumir o compromisso de chegar a um consenso entre um ponto e outro.
- Refletir sobre o que a outra pessoa pode estar vivendo ao praticar a empatia.
- Perdoar um ao outro quando for justo.
- Avançar a conversa (não ter a mesma briga muitas vezes).

- Respirar fundo antes de responder a comentários dolorosos.
- Reconhecer quando for hora de ir embora.

Se nos sentimos ressentidos com uma pessoa, está hora de nos perguntar por quê. Tem realmente a ver com a pessoa ou com algo que ela representa? Talvez ela tenha algo que queremos, ou represente um sentimento que estamos buscando. Ao questionar por que nos sentimos afetados por uma pessoa em particular — e assim identificar o que talvez esteja faltando em nossa vida e o que podemos estar projetando na vida do outro — aprendemos mais sobre nós. Isso é conhecido como *trabalho de sombra,* é com ajuda dele que desenvolvemos autoconsciência sobre características que podemos estar rejeitando dentro de nós no nível subconsciente, com a intenção de aceitarmos o conjunto completo, com verrugas e tudo. Quando nos amamos e nos aceitamos, podemos construir laços mais fortes com aqueles que nos cercam.

Recomeçar

Às vezes, por mais que tentemos consertar uma relação, é simplesmente impossível. Talvez tenhamos sofrido bullying de um amigo ou colega de trabalho; talvez não possamos mais olhar para o nosso parceiro do mesmo jeito depois de descobrimos um segredo dele. Quando chega a hora de seguir em frente, deixar o passado para trás e planejar o presente, é preciso ser gentil com você mesmo.

Primeiro, temos que chorar a perda do futuro que não teremos mais — com o relacionamento e quaisquer outras relações que poderiam resultar dele (para ler mais sobre luto, veja o Capítulo 14). Por exemplo, quando terminamos um relacionamento com um parceiro de longa data, encerramos também o futuro em que teríamos filhos com essa pessoa, e ainda um relacionamento com os sogros que amamos. Reconhecer e chorar a perda desses relacionamentos é um passo importante para seguir em frente.

Podemos querer tirar essas pessoas da cabeça o máximo possível para seguir adiante. Excluir ou silenciar todos eles nas redes sociais, deletar o contato no celular para evitar mensagens no meio da noite quando nos sentimos sozinhos e pedir aos amigos para não falarem sobre essas pessoas são limites aceitáveis a impor se quisermos "superar" alguém. No entanto, às vezes eles voltam à mente quando menos desejamos.

Também é normal pensar em indivíduos específicos em momentos marcantes de nossa vida. E, às vezes, isso pode causar preocupação aos outros — por exemplo, se não conseguem parar de pensar em um ex-namorado enquanto planejam o casamento com um novo parceiro —, mas é muito comum. Se você um dia imaginou o futuro com uma pessoa, faz sentido pensar nela de novo quando o mesmo marco surge em um novo futuro. Reconheça o fato com curiosidade, depois, siga em frente.

Quando fiquei noiva, não conseguia parar de pensar em meu ex-namorado. Isso me fazia sentir culpa e me questionar se estava fazendo a coisa certa ao me casar com meu então noivo se não conseguia parar de pensar em meu primeiro amor. Ele aparecia em meus pensamentos todos os dias — assustador, quando se está planejando um casamento! Só percebi que não estava sozinha nessa quando conversei com uma amiga, que também estava noiva e sentia a mesma coisa, pensando regularmente no ex-parceiro. Entendemos, então, que isso não tinha nada a ver com o ex, mas porque estávamos sendo lembradas dos momentos que antes pensávamos que poderíamos viver com eles: o casamento.

Monica, 36
Adelaide, Sul da Austrália

O fim de um relacionamento pode doer por muito, muito tempo. Lembranças dos bons tempos (e dos maus) podem chegar em ondas, e quando menos esperamos. Ter um sistema de apoio forte, cuidar de si mesmo, sentir o que sente e buscar ajuda profissional pode ajudá-lo a seguir com a vida quando um relacionamento acaba.

———

Os relacionamentos são uma grande parte da vida, por isso é importante que sejam o mais saudáveis quanto possíveis. Aprendemos neste capítulo que a saúde de um relacionamento interpessoal nem sempre está sob nosso controle; no entanto, temos a capacidade de estabelecer limites e mitigar quaisquer sentimentos negativos da melhor maneira possível. Reveja seus relacionamentos atuais e decida: eles realmente fazem você feliz? Se a resposta for não, pense em que atitudes vistas aqui você pode adotar para melhorar essas relações e construir para você um sistema de apoio social mais forte.

CAPÍTULO 10

Proteger-se

Estabelecer e manter limites

Embora talvez estejamos fazendo o melhor possível pelo nosso bem-estar mental, nem todo mundo que faz parte da nossa vida pode dizer a mesma coisa. Estabelecer limites e comunicar nossas necessidades nas relações pessoais e profissionais ajuda a construir autovalor e tolerância emocional.

Um limite é uma linha que traçamos entre nós e outra pessoa. Não é uma "barreira" física, mas pode ser útil pensar nele como uma cerca invisível que nos rodeia e protege. Um limite nos ajuda a entender onde nós terminamos e o outro começa, assim como a saber o que é nosso (crenças, necessidades, emoções, pensamentos, espaços físico e emocional) e o que é do outro. Estabelecer limites é uma habilidade que muitos aprendem ao entrar na vida adulta, um reconhecimento de que todo indivíduo é responsável por ele mesmo.

A capacidade de estabelecer limites com sucesso é definida por comportamento aprendido, normalmente na infância. Se pais superprotetores nos negavam privacidade quando éramos crianças ou — o contrário — nos sentíamos constantemente livres de monitoramento para fazer o que quiséssemos, talvez tenhamos dificuldade para estabelecer os próprios limites na vida adulta. Temos a sensação de que precisamos consertar os outros, de que temos que dizer sempre "sim" ou de que somos responsáveis pelos sentimentos de outras pessoas. Desaprender essas crenças pode ser difícil, mas é importante para garantir nossa regulação emocional.

Esgotamento é um sintoma comum que se pode experimentar quando não há limites para como usamos nossa energia. Ocorre, com frequência, quando não conseguimos atender às nossas necessidades, porque direcionamos energia para suprir as de outras pessoas. Pense que você tem uma porção determinada de energia todos os dias. Sem limites, podemos sair saltitando por aí, distribuindo tempo e energia para outras pessoas que fazem parte da nossa vida, indo além de nossas possibilidades e esvaziando nossos estoques de energia. Estabelecer limites nos ajuda a economizar energia para nós e a reduzir sentimentos de esgotamento, tudo isso dizendo apenas "não" ou "agora não".

Se não valorizamos nosso tempo e somos generosos demais com nosso amor (sim, isso existe!), ensinamos àqueles que nos cercam que nosso tempo não é valioso, ou que sempre os amaremos, independentemente do que façam. Estabelecer limites para nós e para os outros pode melhorar o autovalor ao demonstrar como nos valorizamos, e ajuda a atrair para nossa vida pessoas que enxergam esse valor. Respeitar nossa capacidade e doar apenas o que podemos vai liberar tempo para descansarmos e recarregarmos as baterias.

Você pode estar pensando que apenas gosta de dar presentes, ou de doar seu tempo, ou de escrever cartas para amigos, ou de ficar no escritório até mais tarde trabalhando em projetos. E isso pode ser verdade (que bom!). Mas, para muita gente, esses atos de serviço e entrega exagerada de energia não são coisas que realmente queremos *fazer*; são coisas com as quais buscamos nos validar. Não é a *ação*, é a *reação* que valorizamos: um valor que estamos tentando desesperadamente provar (em vez de vir de nós mesmos). Isso é conhecido como *people pleasing*, ou agradar aos outros.

Para um *people pleaser*, é difícil estabelecer limites, pois ele não quer aborrecer outras pessoas nem ser visto como um fardo. Ninguém quer ser o "vilão". É aqui que o exercício "Poder de controlar", do Capítulo 2, se torna útil novamente, porque pode nos lembrar de que há coisas que não podemos controlar (o que outras pessoas pensam sobre nós), coisas que podemos controlar (nossas reações e comportamento) e no que devemos focar a atenção (no segundo).

É bem provável que, ao estabelecer limites, principalmente com alguém que ame, você sinta certo desconforto. Mas a esperança é de que você tolere esse desconforto e se sinta forte, porque está escolhendo se impor e estabelecer, nesse relacionamento, uma expectativa de que vai cuidar de suas necessidades em longo prazo.

Lembrar-se dos próprios direitos em um relacionamento — seja de amizade, de trabalho ou familiar — é uma boa maneira de lembrar que tudo bem estabelecer limites se suas necessidades emocionais não têm sido atendidas. O psicólogo estadunidense Edmund J. Bourne criou uma "Conta pessoal de direitos" para ajudar seus clientes a identificarem vinte e cinco direitos que podem impor em seus relacionamentos.[1] Leia a lista a seguir e sublinhe os que considera verdade:

1. Tenho o direito de pedir o que quero.
2. Tenho o direito de dizer "não" a pedidos ou demandas a que não posso atender.
3. Tenho o direito de expressar todos os meus sentimentos, positivos ou negativos.
4. Tenho o direito de mudar de ideia.
5. Tenho o direito de cometer erros e não precisar ser perfeito.

6. Tenho o direito de seguir meus valores e padrões.
7. Tenho o direito de dizer "não" para qualquer coisa quando não me sentir preparado, quando não for seguro ou quando violar meus valores.
8. Tenho o direito de determinar minhas prioridades.
9. Tenho o direito de *não* ser responsável por comportamento, ações, sentimentos ou problemas de terceiros.
10. Tenho o direito de esperar sinceridade dos outros.
11. Tenho o direito de ficar zangado com alguém que amo.
12. Tenho o direito de ser unicamente eu.
13. Tenho o direito de me sentir amedrontado e dizer "estou com medo".
14. Tenho o direito de dizer "não sei".
15. Tenho o direito de não inventar desculpas nem justificar o meu comportamento.
16. Tenho o direito de tomar decisões baseadas nos meus sentimentos.
17. Tenho o direito às minhas necessidades de espaço e tempo.
18. Tenho o direito de ser brincalhão e frívolo.
19. Tenho o direito de ser mais saudável do que aqueles que me cercam.
20. Tenho o direito de estar em um ambiente não abusivo.
21. Tenho o direito de fazer amizades e de me sentir confortável com as pessoas.
22. Tenho o direito de mudar e crescer.
23. Tenho o direito de ter minhas necessidades e vontades respeitadas pelos outros.
24. Tenho o direito de ser tratado com dignidade e respeito.
25. Tenho o direito de ser feliz.

Dica: todos devem ser sublinhados. Todos temos direito a todas essas coisas.

Limites na vida pessoal

Limites podem ser ultrapassados em diferentes tipos de relacionamentos interpessoais. Amigos, familiares, conhecidos e até alguém no supermercado pode impactar nossa disposição, de propósito ou sem saber, fazendo ou dizendo coisas que trespassam nossos limites. Às vezes, é fácil ignorar essas atitudes ou palavras, mas é difícil esquecê-las quando vêm de alguém que amamos.

Isso pode ser ainda mais difícil em um relacionamento interpessoal que inclui proximidade física. Mesmo que não queira ver uma pessoa porque ela faz você se sentir péssimo, talvez tenha que ficar no mesmo quarto que ela.

Limites pessoais são as cercas *internas* que é possível estabelecer para administrar a segurança e o bem-estar emocionais. Muitas vezes, limites *externos* são difíceis de estabelecer; os internos, porém, são essenciais para que que vivamos a vida da melhor maneira. Um exemplo de estabelecimento de limite externo e interno:

Cenário: Caleb, primo de Marlowe, o faz se sentir incomodado sempre que eles se encontram. Marlowe encontra Caleb todos os Natais, aniversários e festas de família, e sempre se sente péssimo depois desses encontros.
Limite externo: Marlowe poderia se recusar a ir a essas reuniões de família, pois, assim, não teria que ver o primo. Isso nem sempre é possível, porque a família conta com sua presença, e Marlowe não se importa de conviver com todos os outros familiares; é só Caleb que o incomoda.
Limite interno: Marlowe pode decidir não interagir com o primo na reunião e, em vez disso, ficar perto de outro membro da família em quem confie. Se Caleb tentar interagir, Marlowe pode simplesmente sorrir e mudar de assunto, ou conduzir a conversa para um tema neutro com a participação de outros familiares.

É melhor pensar em nossos limites com antecedência, para podermos defendê-los quando forem desrespeitados. Lembre-se: a "cerca" interna não tem a ver apenas com manter atitudes e palavras negativas do lado de *fora* (isso é chamado de limite emocional), ela também está lá para manter coisas importantes, como energia, atenção e amor do lado de *dentro*, onde mais precisamos delas (isso é chamado de limite de recurso).

> *Depois que um relacionamento muito rápido de dezoito meses terminou, eu me descobri em uma relação de codependência com minha ex-parceira. Éramos amigos próximos sem nenhum limite, e eu achava que aquilo funcionava para nós, até que ela se envolveu com outra pessoa que ficou muito infeliz por ainda sermos amigos. Depois de um ano tentando em vão deixar aquela pessoa à vontade comigo, tomei a decisão de não me apequenar mais para caber na vida deles. Disse isso à minha ex-parceira, e a resposta dela foi que precisava de espaço, se afastar de mim.*
>
> *No começo foi difícil, mas acredito que, no final das contas, os limites foram saudáveis para nós dois. A realidade de um relacionamento sem limites, seja platônico ou romântico, é que ele se torna um esforço mental e emocional. É mantido em detrimento de suas necessidades e de sua saúde mental, algo pelo que nós dois passamos, creio eu.*
>
> Ben, 31
> Melbourne, Victoria

Onze passos para estabelecer limites de maneira efetiva

1. **Escolha a hora e o lugar para ter uma conversa particular sobre limites**: você quer ter a atenção plena da pessoa e dispor de tempo suficiente para a conversa se prolongar por quanto tempo for necessário, isso significa que não pode ser espremida na hora do almoço.

2. **Escolha seu método de comunicação**: pessoalmente é sempre melhor, para que não se perca nenhuma dica que a linguagem corporal possa dar. Mas isso nem sempre é possível, por exemplo, se você mora longe ou não sente segurança. A segunda melhor forma de comunicação é por chamada de vídeo ou voz, o que tem o benefício adicional de permitir que se prepare ou leia cartões com dicas, caso sinta que precisa deles. Isso pode ajudar a manter a firmeza para estabelecer limites.

3. **Saiba o que quer dizer antes de dizer**: ter clareza da mensagem principal que deseja transmitir e se lembrar dela o ajudará a se manter nos trilhos. Comece pelo que precisa da pessoa e peça com educação, não com agressividade. Considere dizer "Preciso que você, por favor..." em vez de "Na próxima vez, por que não...".

4. **Tenha um resultado ideal em mente**: um cenário final que é favorável a vocês dois ajuda a outra pessoa a visualizar o que você precisa da parte dela. Proponha tal cenário, depois, pergunte o que ela acha. Faça uma pergunta como: "O que acha de telefonar antes de vir, para eu poder garantir que terei um tempo livre para passar com você?", isso mostra que está fazendo a sua parte, e, se ela disser não, volte ao ponto três: "Preciso que você..."

5. **Seja direto e diga à pessoa exatamente o que quer ou não quer dela**: descreva a *situação* em que ela ultrapassou seus limites, o *comportamento* que teve e o *impacto* que causou em você. Isso é conhecido como modelo de feedback SCI, e é uma maneira efetiva de ater-se aos fatos quando estabelece seus limites.[2] Por exemplo: "Na última vez que você veio sem ser esperado, eu estava trabalhando em um projeto importante e sua visita me deixou sem tempo para terminar meu trabalho e me deixou muito

estressada. Preciso que, antes de aparecer, você pergunte se estou disponível.". Não faça rodeios. Quanto mais específica for sua declaração, maior é a chance de ser ouvido.

6. **Apodere-se dos sentimentos inserindo-se na linguagem que usa**: "Eu sinto... quando você..." é muito menos afrontoso para a outra pessoa do que "Você me fez sentir...".

7. **Prepare-se para resistir à pressão daqueles a quem está impondo limites**: isso é especialmente importante se estiver estabelecendo limites para suprimir um comportamento comum, e sua declaração puder ser um choque para a outra pessoa. Ela pode não reconhecer seus limites, ou não entender por que os está impondo, e é importante estar preparado para ter esses limites questionados ou desafiados. Tente manter a calma e siga para o próximo passo.

8. **Ouça o lado da história da outra pessoa e dê a ela tempo para se explicar**: ela pode não perceber que ultrapassou seus limites, ou os está desafiando por sentir que você desafia os dela. Entrar na conversa sobre limites de mente aberta vai garantir um resultado mais positivo para todo mundo.

9. **Reitere seus limites com frequência para você e para os outros**: sempre que seu limite for ultrapassado, restabeleça-o com a outra pessoa e seja firme em sua abordagem. Use frases como: "Como eu disse na última vez, preciso que você...".

10. **Dito isso, não sinta que tem que dar muitas explicações**: se for interpelado quanto à razão por tal limite, frases simples como: "porque é do que preciso agora" ou "porque estou focando em mim" podem responder à outra pessoa de maneira respeitosa enquanto se mantém firme em sua intenção.

11. **Lembre-se do seu "porquê"**: se sente que seus limites são desafiados, lembre-se por que sentiu que era importante colocá-los. Isso pode ser tão simples quanto lembrar a si mesmo que "sou suficiente" ou "porque tenho um prazo a cumprir".

Minha mãe sempre ligava para reclamar do meu pai, que a deixara meses antes. Eu estava trabalhando e me sentia culpada por não atender à ligação, mas, às vezes, tinha que recusar a chamada, porque não tinha tempo nem energia para absorver as emoções dela, além das minhas; eu também estava sofrendo com o divórcio.

Por fim, tive que dizer a ela que sentia muito, mas não podia mais ser sua tábua de salvação. Era injusto ela falar do meu pai daquele jeito, especialmente quando eu estava tentando manter uma relação com ele. Ela ficou aborrecida e foi uma conversa difícil, mas consegui explicar que sentia que ela tentava me jogar contra ele e preferia que ela falasse com um profissional.

Anos depois disso, os limites permanecem. Só de vez em quando preciso reafirmá-los, e essa reafirmação é mais fácil cada vez que é necessária, porque a base para essa conversa já foi estabelecida.

Lola, 23

Hobart, Tasmânia

A chave para estabelecer limites é se concentrar em oferecer alternativas, não explicações. Recomende alguma coisa que substitua o que é solicitado a você, em vez de um argumento para justificar por que não pode/ não quer fazer o que pedem. "Não" é uma frase completa; não precisamos explicar demais nossas razões.

Por exemplo, você pode dizer: "Não posso me encontrar com você às sete da noite para um drinque, mas e se nos encontrarmos às cinco para um café?", em vez de "Não posso me encontrar com você às sete para um drinque porque você fica insuportável quando bebe.".

Limites no local de trabalho

É fácil misturar os limites da vida pessoal e profissional, ainda mais quando compartilhamos aspectos de nossa personalidade on-line. Isso é ainda mais verdadeiro depois que o modelo habitual de local de trabalho mudou para on-line, e depois para híbrido. Quando nossa estação de trabalho é em casa e o relógio marca seis da tarde, é mais fácil para um empregador dizer: "Você pode dar uma olhada na apresentação que mandei?". É aí que a capacidade de impor limites e responder "não" com todo respeito entra em ação.

Cada local de trabalho tem diferentes modelos de relacionamento patrão-empregado. Isso significa que é preciso impor limites que sejam únicos para as suas circunstâncias. Se você começar a sentir os sintomas de burnout (satisfação reduzida, falta de motivação, descrença, letargia etc.), esse é um bom momento para dar um tempo e refletir quais poderiam ser seus limites pessoais no trabalho. Compartilhe-os com um supervisor direto; se você se sentir confortável, abra a conversa para começarem a trabalhar juntos e garantir que os limites sejam impostos com clareza e respeito.

Estabelecer limites com um superior pode parecer mais difícil do que com um colega, por causa da dinâmica de poder. Dizer "não" a um pedido de seu chefe pode ser difícil; no entanto, criar um local de trabalho mentalmente seguro para você mesmo não faz distinção entre papel e posição na hierarquia. É importante ser parte da equipe e oferecer soluções alternativas quando for apropriado, em vez de recusar todos as solicitações que ultrapassarem seus limites. Comunicar-se com empatia e compreensão com o chefe vai garantir que uma boa relação profissional seja mantida, sem deixar de aderir aos seus limites pessoais.

Mechelen D'Souza, psicóloga licenciada

Alguns limites profissionais que podem ser estabelecidos no local de trabalho:

- Em que horários você vai ler e responder e-mails.
- Quanto vai estar disponível para a equipe em sua folga.
- Qual deve ser a duração das reuniões, dependendo do assunto.
- Se realmente precisa comparecer a certas reuniões, ou se pode só receber as anotações e, assim, proteger seu tempo.
- Onde você vai participar das reuniões: em uma sala fechada, em um café etc.; isso pode variar, dependendo da segurança que sente com a pessoa ou pessoas com quem for se reunir.
- Como e onde vai interagir com um colega, se ele for cabeça quente ou tiver energia negativa.
- Que tipo de relacionamentos e contato você vai ter com colegas fora do trabalho.
- Que prazos você vai estabelecer e aceitar de clientes e colegas, e como eles podem mudar, dependendo de sua carga de trabalho.

Aprendi que existe uma linha tênue entre ter uma excelente ética de trabalho e dizer "sim" para tudo para progredir. É absolutamente aceitável querer se esforçar e trabalhar muito, ter objetivos de carreira grandiosos, se dedicar com empenho à coisa que desperte sua paixão, mas agora percebo a importância de garantir que vou deixar espaço para outras áreas da vida. É importante encontrar equilíbrio e descobrir inspirações que eu possa cultivar e apreciar em outras áreas. Resumindo, não ponho mais todos os meus ovos em um cesto só.

Andrea, 38
Western Sydney, Nova Gales do Sul

Exercício: Espaço seguro

Limites internos ajudam a proteger você da desregulação emocional, enquanto limites externos podem ajudá-lo a criar um espaço onde sentir e reconhecer essas emoções.

Se tiver meios, defina um espaço seguro em sua casa e/ou local de trabalho que possa se tornar seu santuário. Pode ser uma cadeira, ou uma sala inteira — o importante é que seja confortável para você. Escolha revestimentos macios, como cobertores e almofadas em cores e texturas do seu gosto. Deixe calçados macios ou meias perto da área para poder calçá-los sem esforço quando chegar (e, melhor ainda, roupas leves que não restrinjam os movimentos). Providencie um sistema de som que toque música relaxante, mesmo que seja só o celular. Considere o cheiro da área: você consegue acender uma vela ou usar um difusor com um aroma relaxante, ou que provoque lembranças positivas? Se gosta de ler, deixe seus livros reconfortantes favoritos ao lado da cadeira. Se prefere podcasts, prepare uma playlist de programas que façam você rir (sem crimes, por favor).

Sempre que sentir necessidade, sente-se confortavelmente nesse espaço e ligue a música, sinta seus aromas. Sente-se com sua bebida ou comida favorita. Esteja consciente de seus sentidos. O que você nota? O que vê? Sente? Essa tarefa traz você de volta ao presente e o leva para longe de suas emoções. Tente ficar afastado da tecnologia durante esse tempo. É fácil saltar de aba em aba e sofrer inconscientemente o efeito de gatilhos enquanto "rola a tela da desgraça" de uma rede social. Esse espaço, aqui, não é para elas. Você estabeleceu um limite em torno de si mesmo. Esse espaço é só para você e seus pensamentos. A seguir, você vai encontrar uma relação de itens que pode pensar em levar para seu espaço seguro. Acrescente outros à lista.

TOQUE	AUDIÇÃO	OLFATO	PALADAR	VISÃO
Cobertores macios.	Ruído marrom.	Velas ou difusores.	Lanches ou doces favoritos.	Um bom livro.
Chinelos ou meias fofas.	Podcasts alegres.	Flores frescas.	Chá, café ou outras bebidas quentes de sua escolha.	Uma paisagem ou um jardim.
Japamala.	Notas de voz de um amigo.	Aromas culinários.		Fotos de pessoas queridas que tratam você bem.
Pelo do seu gato ou cachorro.	Uma boa playlist.	O oceano ou outros aromas da natureza.	Goma de mascar ou balas de menta.	
Um sofá aconchegante.	O oceano ou outros sons da natureza.	Pó de café fresco.		Um painel visual ou uma declaração de missão.
				Brotos novos em uma planta.

Dica: criar um espaço seguro em seu local de trabalho nem sempre é possível. Se não puder reformular sua área, pense em quais elementos você pode acrescentar ao espaço em que passa a maior parte do seu tempo. Talvez seja uma plantinha, um difusor pequeno, um cobertor macio ou uma playlist "Músicas muito boas" que pode ouvir quando se sentir sobrecarregado.

Quando alguém não respeita seus limites

Não podemos mudar as pessoas; no entanto, podemos mudar nossos limites, assim como as nossas reações e proximidade aos outros. É importante saber quando se afastar de alguém ou alguma coisa que não nos serve mais.

Se tentamos impor nossos limites continuamente e eles são desrespeitados, esse é um sinal de que talvez tenhamos de seguir em frente.

Não caia no conto do "custo irrecuperável" — a crença irracional de que temos que continuar fazendo alguma coisa só porque, no passado, investimos naquilo recursos irrecuperáveis. Podemos ter "investido" décadas de energia em uma amizade, anos de dedicação na carreira e horas em reuniões de família, mas, se nosso amigo, chefe ou primo continua ultrapassando os limites e nos fazendo sentir "menores", está na hora de decidirmos se estamos prontos para ir embora de vez.

Em última análise, vale a reflexão: seremos mais felizes sem eles do que nos sentiríamos com a invasão de limites e a desregulação emocional?

Preste atenção a suas emoções e a seus pensamentos no trabalho se seus limites são continuamente desrespeitados. Se isso for responsável por pensamentos ou sentimentos contínuos de fadiga, irritabilidade, pela sensação de não ser ouvido, entre outros, seu local de trabalho pode ser mentalmente inseguro para você. Talvez esteja na hora de levar suas queixas à administração e, se não resolver dessa forma, procurar um novo ambiente de trabalho onde seus limites sejam respeitados.

Mechelen D'Souza, psicóloga licenciada

Limites são vitais para a manutenção da energia que queremos dividir com o mundo. Eles não têm a ver com eliminar pessoas da sua vida, mas com ser assertivo e garantir que suas necessidades sejam atendidas da melhor maneira possível. Quando refletimos sobre os limites que estabelecemos para nós no local de trabalho e nos relacionamentos, podemos nos armar contra fatores externos que podem atuar como gatilhos. Que limites você vai estabelecer hoje?

CAPÍTULO 11

Criatividade
é ter uma mente livre

As artes como terapia

Lembra-se de como era bom pintar com o auxílio de um cavalete quando você era criança? Conjurar uma imagem na mente e dar vida a ela usando apenas tinta, lápis e papel? A arte em si é expressiva, por isso faz sentido usá-la como ferramenta para ajudar a reconhecer e extravasar emoções. A arte pode nos ajudar a comunicar, a aliviar o estresse redirecionando o foco, a trazer à tona partes novas de nossa personalidade, e (melhor de tudo) sua execução é relativamente acessível, muitas vezes com itens encontrados em casa.

Frequentemente terapias modernas usam técnicas baseadas na arte para atravessar fronteiras culturais, etárias ou cognitivas. Escrever, pintar, esculpir, dançar e cantar derivam de uma linguagem que a maioria de nós entende: criatividade. Essas terapias integram processos criativos e técnicas terapêuticas para resolver problemas, aliviar estresse, melhorar habilidades interpessoais, mudar comportamentos e fortalecer autoconsciência. Nem todos têm a capacidade de comunicar claramente sentimentos, desejos ou limites. Pessoas muito novas podem não ter ainda um vocabulário completo disponível, enquanto pessoas mais velhas que enfrentam demência podem ter dificuldades para encontrar as palavras certas. Neurodivergentes, ou quem tem idioma nativo diferente do das pessoas ao seu redor, bem como quem sofreu trauma, também pode achar desafiador comunicar sentimentos. Todos esses são exemplos de situações em que técnicas de arteterapia podem ajudar a preencher a lacuna do relato verbal, seja com outras pessoas ou simplesmente para se expressar.

Criatividade não tem limites, e, quando acessamos nossas energias criativas, começamos a confiar na intuição. Essa é a fórmula mágica que permite que a arteterapia direcione clientes para o processo de cura.

Bashar Hanna (OAM), membro do International Institute for Complementary Therapists

Em 2019, a Organização Mundial de Saúde publicou um relatório demonstrando os benefícios das artes na promoção da saúde mental e física.[1] O documento informava que as artes podiam afetar os determinantes sociais de saúde, sustentar o desenvolvimento infantil, incentivar comportamentos que promovem a saúde, ajudar a prevenir doenças e apoiar o tratamento. Também descobriram que as artes podiam ajudar pessoas que enfrentavam doenças mentais, oferecer terapia de apoio a quem apresenta quadros agudos, auxiliar pessoas com transtornos de neurodesenvolvimento e neurológicos, ajudar no gerenciamento de doenças não comunicáveis e apoiar os cuidados paliativos. Mais importante, talvez, o relatório reconheceu que as artes desenvolviam um papel importante no fortalecimento de estruturas e meios de colaboração entre os setores de cultura, atendimento social e saúde.

O que é arteterapia?
Não precisamos "saber arte" para praticar as artes como terapia. É um jeito muito libertador e nada julgador de expressar emoções.

COMPONENTES
• Engajamento estético. • Envolvimento da imaginação. • Ativação sensorial. • Evocação de emoção. • Estimulação cognitiva. • Interação social. • Atividade física. • Engajamento com temas de saúde. • Interações com cenários de assistência médica.

RESPOSTAS
Psicológica • ex.: autoeficácia melhorada, enfrentamento e regulação emocional. **Fisiológica** • ex.: resposta do hormônio do estresse reduzida, função imunológica melhorada e atividade cardiovascular mais elevada. **Social** • ex.: solidão e isolamento reduzidos, apoio social aumentado e comportamentos sociais melhorados. **Comportamental** • ex.: exercício aumentado, adaptação de comportamentos mais saudáveis, desenvolvimento de habilidades.

RESULTADOS
• Prevenção. • Promoção. • Administração. • Tratamento.

Figura. 11.1 Como as artes se relacionam com a saúde, de acordo com a Organização Mundial da Saúde.[2]

Quando produzirmos arte de qualquer tipo, ela quase sempre contém significados ocultos: metáforas e símbolos que ajudam a identificar emoções que podemos estar sentindo, mas ainda não identificamos. Quando uma criança pinta a casa da família com um céu cinza, em vez de um céu azul com um sol no canto da página, isso pode representar medo, tristeza ou terror em relação à vida familiar. Um terapeuta pode ajudar a descobrir o que estamos sentindo em relação à vida domiciliar quando essas peculiaridades são apresentadas, mas até o ato de produzir arte e analisá-la por conta própria pode beneficiar a saúde mental e a autocompreensão.

Arteterapia não é só desenhar ou pintar. Podemos esculpir com massinha de modelar ou argila; tocar um instrumento para liberar as emoções; praticar dança interpretativa; escrever poesia e discuti-la depois com amigos, família ou terapeuta (ou não); ou participar de outras artes performáticas, como teatro de marionetes. O importante é escolher uma forma de arte de que gostamos.

Aqui vão alguns exemplos de terapia criativa ou com artes:

- **Arteterapia**: usar desenho, escultura, pintura e outras técnicas artísticas para interpretar sentimentos e comportamentos por meio de metáforas e mensagens não verbais.
- **Dançaterapia**: dançar e se movimentar com liberdade, muitas vezes representando externamente um desafio interno.
- **Dramaterapia**: expressar sentimentos, praticar comportamentos saudáveis e interagir com outras pessoas por meios de jogos teatrais.
- **Terapia de artes expressivas**: ouvir e tocar música, ler e escrever poesia, desenhar, fazer um diário, dançar ou esculpir para contar histórias de vida, fortalecer relacionamentos interpessoais e cura de experiências traumáticas.
- **Musicoterapia**: criar música, cantar em grupo ou sozinho, tocar instrumentos; é uma boa para tratar emoções ligadas à dor física, influenciando o humor e reduzindo a ansiedade.
- **Ludoterapia**: brincar com brinquedos ou maquetes para entender necessidades e resolver problemas, frequentemente sem diretrizes ou regras.

O que a terapia com artes tem de excelente é que tira a experiência de dentro de nós e a põe do lado de fora: na página, na argila ou na massinha de modelar. Isso externaliza a experiência, o que nos permite processá-la com mais facilidade.

Nosso cérebro criativo

As artes funcionam como terapia porque engajam a criatividade e nos colocam em um "estado de fluxo". Até o simples ato de ver outra pessoa ser criativa pode nos incentivar a ter novos insights sobre "ser" no mundo.[3] Isso acontece por causa do fluxo criativo, o estado em que entramos quando mergulhamos completamente em uma tarefa, o que torna as ondas cerebrais e os batimentos cardíacos mais lentos e faz novos pensamentos se formarem.[4]

Estar em estado de fluxo significa estar tão inteiramente envolvido em uma atividade que o funcionamento do cérebro muda e o corpo se acalma, reduzindo quaisquer sentimentos de ansiedade. Quando o corpo se acalma, concentrar-se na tarefa criativa em questão é ainda mais envolvente, e o efeito não cessa quando a tarefa é concluída. Ao longo do processo, nos tornamos menos críticos de nossas ideias e mais corajosos. De fato, o resultado de completar uma tarefa criativa é semelhante ao de alcançar qualquer outro grande objetivo: há um aumento da dopamina e na sensação de bem-estar, até mesmo da motivação! Por isso, é difícil parar de trabalhar os músculos criativos depois que começamos.

Pesquisas mostram que a criatividade pode ser útil às pessoas em várias fases da vida. Quem tem depressão ou está isolado pode se conectar com os próprios sentimentos, cultura ou comunidade por meio de interesses criativos, já os que têm demência aguçam os sentidos e se reconectam com sua personalidade por meio da arte.[5] Não gosta de criar cenários pintando ou desenhando? A escrita criativa também pode ajudar a administrar emoções negativas na medida que ajuda a superar traumas ou experiências negativas.[6]

Também há outros benefícios. Exercícios de meditação, mindfulness e ioga não são para todo mundo, mas os mesmos benefícios podem ser obtidos quando se desenvolve interesses criativos, com o cérebro agindo de uma maneira muito parecida de quando está em fluxo. Construir emoção positiva por meio da criatividade expande nossa perspectiva, e passamos a notar mais possibilidade na vida, o que nos faz sentir esperança pelo futuro.

O próprio processo de fazer arte requer que tomemos decisões que poderíamos não tomar, como que ferramentas usar, por onde começar e quando terminar. Interpretar o resultado e descobrir o que tudo isso significa é parte do processo, e ajuda com a fadiga da decisão e a criação de significado.[7]

Em um estudo da gigante da tecnologia IBM, com mais de 1.500 CEOs, a criatividade foi identificada como a qualidade mais importante em um líder.[8] Na verdade, os participantes disseram que líderes que se valiam de criatividade convidavam à inovação disruptiva, consideravam meios incomuns para mudar drasticamente o negócio que comandavam, sentiam-se mais confortáveis com a ambiguidade e eram corajosos e visionários o suficiente para tomar decisões que alteravam o *status quo*. A criatividade nos faz considerar maneiras alternativas de resolver problemas, caminhos que talvez não tenhamos explorado. Que ferramenta maravilhosa para se ter na vida!

Destravar a criatividade

Entrar no estado de fluxo é fácil quando temos a técnica certa. A seguir: o que você pode fazer, e evitar, para usar a criatividade em prol de mais bem-estar mental.

Eu incentivo todo ser humano a olhar o lado criativo do seu eu interior, porque, quando descobre essa qualidade, ele valoriza seu efeito a partir do momento em que a vida começa a mudar — é quando a resiliência se fortalece diante dos desafios da vida.

Basar Hanna (OAM), membro do International Institute for Complementary Therapists

MAIS DISTO	MENOS DISTO
Tempo ao ar livre: apreciar a natureza ao ar livre é uma ótima maneira de cultivar a criatividade, especialmente se prestar atenção nela. Proponha um desafio a si mesmo cada vez que sair, para garantir uma conexão verdadeira. Por exemplo: encontrar vinte coisas roxas na natureza, ou fotografar cinco teias de aranha com formatos únicos.	**Restrições de tempo:** limitar seu tempo criativo acrescenta pressão externa — coisa de que você não precisa enquanto está criando. Tente evitar pegar o pincel ou o lápis quando souber que vai ter que estar em outro lugar dali a uma hora.
Rituais: pequenos rituais podem levar você à "zona" criativa. Tente usar a mesma vela aromática e ouvir a mesma playlist cada vez que criar, para entrar mais depressa no estado de fluxo. *Recorri à minha playlist "Lyricless Background" ("Som de fundo sem letras", em tradução livre) no Spotify para me ajudar a entrar no estado de fluxo enquanto escrevia este livro. Você pode ouvi-la escaneando o QR code a seguir:* 	**Correria:** o cérebro precisa de tempo para respirar. Hoje em dia, é muito fácil reservar cada minutinho do dia e correr pela vida afora. Na verdade, o que ninguém lhe diz sobre ser adulto é que a lista de tarefas não acaba nunca (limpar a casa, cuidar do jardim, pagar as contas, encontrar amigos, marcar consulta com o médico...). Tudo bem ter uma lista de tarefas cheia, mas não se ocupe a ponto de esquecer de apertar o pause e viver a vida que criou para si.
Diversidade: leia livros escritos por pessoas de diferentes culturas ou formações, ou com experiências de vida diferentes da sua; passe um tempo com pessoas de fora do seu grupo; ouça música de outros gêneros.	**Monotonia:** almoçar a mesma coisa, vestir a mesma roupa, pegar o mesmo ônibus para o trabalho todos os dias? Misture coisas para variar e promover sinapses diferentes no cérebro, e, assim, estimular a criatividade.

Meditação: abra caminho para o estado de fluxo por meio da meditação, que abre a mente para novas ideias e melhora a atenção. Experimente um app ou podcast de meditação guiada, se estiver começando na prática.	**Conexão digital:** estar sempre conectado, olhando as redes sociais e sendo bombardeado por mensagens deixa você com pouco tempo para ouvir suas mensagens internas. Desligue os aparelhos por uma tarde e volte ao básico: use papel e caneta.
Brincadeira livre: você se lembra de ser criança e de brincar à vontade — uma época em que não havia objetivo nem regras, exceto se divertir? Traga a brincadeira livre de volta, como um tempo para criar, mover-se ou explorar sem limitações.	**Consumo passivo:** às vezes, tudo que se quer é uma maratona de Netflix ou consumir memes, e, de vez em quando, tudo bem. Mas pode ser difícil encontrar a própria originalidade quando se consome tanto conteúdo criado por outras pessoas.
Aceitação: você não vai ser um pintor fabuloso no primeiro dia. Não se deixe desanimar por isso. Entrar no processo criativo com o entendimento de que vai aceitar o que produzir, sem julgamento, vai tornar essa experiência muito mais agradável.	**Julgamento:** feche os ouvidos para o julgamento — seu e dos outros — enquanto estiver criando. Se ainda não se sente confortável para mostrar sua arte, tudo bem. E se alguém se atrever a julgar? Desconsidere, não há espaço para esses pensamentos alheios na sua área de autocultivo.
Movimento: exercício faz o sangue circular e ajuda a liberar endorfinas — hormônios que reduzem dor, aliviam o estresse e ajudam você a se sentir bem. Dar uma longa caminhada também é uma maneira excelente de dar tempo a si mesmo para pensar e sonhar acordado com seus interesses criativos.	**Dormir tarde:** higiene do sono ruim é ter uma rotina noturna que não conduza a uma boa noite de sono. Tente melhorá-la ao desligar aparelhos digitais uma hora antes de ir para a cama, dormir em lençóis limpos, usar máscara, óleo de lavanda, e ouvir ruído branco para encobrir os sons externos que causam distração. A mente descansada é capaz de muita criatividade.
Curiosidade: seja curioso quanto ao que cria e ao que o atrai instintivamente. Por exemplo, por que você gosta de usar a cor azul em sua arte? Ela faz você se sentir calmo, ou traz lembranças de férias de infância à beira--mar?	**Mente fechada:** pode ser fácil desprezar coisas com as quais não concordamos ou que não nos interessam, mas, quando abrimos a mente para opiniões e interesses de outras pessoas, podemos encontrar inspiração e desafiar as nossas ideias.

Consumo de arte: vá a museus, leia revistas, olhe grafites na rua e fotografe o que o inspira.	**Comparação:** é ótimo ser inspirado por outras pessoas e usar as características de que gosta em seu trabalho para tentar realizar coisas boas. Mas comparação é o lado ruim da inspiração — quando você quer ser tão bom quanto alguém ou melhor que essa pessoa. Não caia nessa armadilha; não há vencedores quando a criatividade se torna competição.
Brainstorming com amigos: fale de todas as atividades anteriores com seus amigos — ou, melhor ainda, experimente-as com eles. Uma caminhada no parque e uma visita a um museu discutindo coisas que o atraem pode despertar vias neurais mais fortes por meio de experiência compartilhada.	**Conversa interna negativa:** o que aconteceria se, em vez de dizer a si mesmo "não sou um artista", você dissesse "eu *sou* um artista"? Reduza a conversa interna negativa, e você pode se surpreender.

Sua caixa de ferramentas de arteterapia

Ser criativo significa, simplesmente, ter capacidade de criar algo novo usando a imaginação, mente ou mesmo as próprias experiências. A comparação com amigos, colegas ou ainda familiares ultracriativos pode induzir você à conclusão de que "não é do tipo criativo", mas a verdade é que todas as pessoas têm a capacidade de criar.

Tire da cabeça a crença de que você não é criativo (sacuda literalmente a cabeça, tire isso daí!). Ser criativo não tem a ver com ser o melhor, mas com tentar. Às vezes, a melhor arte é feita de erros.

Aqui vai uma lista de compras para uma caixa de ferramentas de um iniciante em arteterapia. (Você não precisa de tudo; comece aos poucos com o que despertar seu interesse.)

A lista contém algumas sugestões de ferramentas que são capazes de ajudar a fortalecer os músculos criativos da mente, liberar emoções que podem estar impedindo você de seguir em frente e ainda criar alguma coisa que pode ser só para os seus olhos.

- Lápis de cor.
- Tintas à base de água e pincéis.
- Potes para lavar os pincéis.
- Massinha de modelar em três cores diferentes.
- Um caderno de arte em tamanho A3.
- O instrumento musical de sua escolha (violão, saxofone, triângulo...).
- Jornais velhos para controlar a sujeira.
- Uma camiseta velha para usar como avental.
- Revistas para cortar e fazer colagem.
- Playlists com suas músicas favoritas.
- Um espaço grande para poder se espalhar e entrar em estado de fluxo.
- Sapatos de dança confortáveis.
- Um caderno onde escrever poesia.
- Um celular para fazer vídeos ou ainda fotos de coisas que o inspiram.

As artes em todas as suas formas — música, artes visuais, drama, dança, poesia, mídia digital — foram essenciais para nos manter funcionando durante a pandemia. Para muitas pessoas que enfrentam questões de saúde mental, a arteterapia proporciona oportunidades para buscar ajuda e engajamento, oferecendo algo diferente das tradicionais terapias verbais. É uma atividade que promove saúde mental e também é um exercício terapêutico.[9]

Patrick McGorry, professor de Saúde Mental na Juventude na Universidade de Melbourne, Victoria

Exercício: Terapia criativa

Vamos entrar juntos no estado de fluxo. Use os estímulos criativos a seguir e anote com que estilo de arte você mais se conecta.

 Use este estímulo para DESENHAR a primeira coisa que surgir na sua cabeça quando pensar em uma pessoa que ama.	 Ponha para tocar sua música favorita na infância e DANCE sem se preocupar com o que está fazendo, mova os braços e pule alto. Como se sente?
 Pegue um jornal velho e molhe as folhas com uma mistura de água e cola. ESCULPA uma forma que expresse como você se sente no momento.	 Encontre em sua casa três itens que possa usar como brinquedo. Você vai BRINCAR com eles e criar a história da sua vida.
 PODER Use essa palavra como estímulo, ESCREVA um poema ou uma história que reflita como você quer se apresentar ao mundo esta semana.	 Recorte fotos de revistas velhas e CRIE uma imagem que faz você pensar em coisas felizes e positivas.

Terapia narrativa

Da mesma forma que as terapias com arte ajudam a contar histórias, podemos dizer o mesmo da terapia narrativa — um estilo de narrativa que entende que a experiência, a identidade e a criação de significado humanos estão arraigados em uma história.[10] A terapia narrativa olha para o modo como construímos a história de nossa vida e nos ajuda a separar a história ("narrativa") de nós mesmos, a fim de demonstrar que, de fato, direções alternativas são possíveis.

A terapia narrativa surgiu nos anos 1980, criada por Michael White e David Epston, e adota uma visão social-construtivista. Na terapia narrativa, ouvimos os dados sócio-políticos e culturais que delineiam nosso *storytelling*, nosso relato — seja crescer na época do movimento #MeToo, ter ascendência italiana ou crenças religiosas específicas — e notamos como eles moldam o modo como pensamos e falamos de nós. Depois, externalizamos as histórias dos problemas que contamos a nós mesmos para mudar o nível de influência que elas têm sobre nós (como: "sou uma pessoa raivosa" se torna "sou uma pessoa que está sentindo raiva agora"). Uma vez alterado o nível de influência, nos tornamos mais capazes de administrar ou mudar o problema, porque ele não está arraigado em nós.

Podemos mudar nossas crenças recontando nossa história de maneiras mais positivas, passando de histórias que são saturadas de problemas e opressoras para histórias enriquecidas (ou "engrossadas", como White e Epson gostam de dizer) com ligações cheias de esperanças e aspirações, ou lembranças felizes. Ao recontá-las com detalhes e de maneira positiva, podemos mudar nossa autoconfiança. Pense nisso como aprender a adotar uma "energia de #PersonagemPrincipal", em que você, como protagonista, é corajoso e vitorioso, e não uma vítima.

A seguir, um exemplo de como usar técnicas de terapia narrativa pode mudar uma perspectiva negativa de uma crença ou história sobre você para uma positiva.

HISTÓRIA DO PROBLEMA
Sua crença atual: "Tive três relacionamentos românticos na vida e todos fracassaram. Levei um chute em todos, e foi porque eu sou impossível de amar. Meu pai não me amava, ele me abandonou com a minha mãe quando eu era criança, e, desde então, ninguém nunca me amou de verdade." Você está se ligando de maneira intrínseca a "ser impossível de amar".

HISTÓRIA DO PROBLEMA EXTERNALIZADA

Pergunta desafiadora:
"Seu melhor amigo diria que você é impossível de amar?"

Sua resposta:
"Não, isso é bobagem. Ele me ama."

Crença desafiadora:
"Se ele te ama, então não é verdade que você é impossível de amar."

Você está separando o problema de você.

DESCONSTRUÇÃO

Estímulo:
"Me fale de seu pai ter ido embora..."

Sua narrativa atual:
"Eu me lembro que, certo dia, eu acordei, e ele estava de malas prontas, e minha mãe chorava. Ele dizia que tinha que ir embora, porque minha mãe nunca estava em casa, e ele tinha que sustentar a gente o tempo todo. Ele foi embora, e, quando perguntei o porquê, minha mãe disse que foi porque ele não me amava."

Estímulo:
"Você teve notícias dele de novo?"

Sua narrativa atual:
"Sim, ele sempre mandava cartões, e eu o via uma vez por mês, mas nunca sentia que ele queria me ver de verdade, porque, todas as vezes, minha mãe dizia que ele só aparecia por obrigação e não me amava."

Pergunta desafiadora:
"Pensando nisso agora, acha que ele amava você?"

Sua crença desconstruída:
"Bem, ele fazia o esforço de continuar me vendo e de se lembrar do meu aniversário."

Você está começando a desconstruir a crença de que seu pai não o amava, fazendo uso de fatos e estímulos sobre a história de seu problema.

Sua realidade é desafiada; ela foi criada pelas histórias que você contou a si mesmo, com base nos dados que recebia de sua mãe.

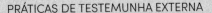

PRÁTICAS DE TESTEMUNHA EXTERNA

Sua narrativa atual:
"Talvez eu tenha escolhido parceiros que não estavam disponíveis para mim, talvez por medo de que me deixassem, como meu pai fez. Veja bem, um era casado, outro estava aqui de férias, e o último ia começar em um emprego que o obrigaria a cumprir uma carga horária extensa."

Resumo testemunhado e desenvolvido:
"Então é possível que te amem quando escolher as pessoas certas."

Sua história alternativa enriquecida:
"Sim, eu poderia escolher pessoas que estivessem presentes e, com isso, dar uma chance a esses relacionamentos. Que assustador!"

Resumo testemunhado e desenvolvido:
"Sim, pode ser assustador, mas é uma oportunidade para compartilhar seu amor."

Sua nova narrativa é enriquecida por outras pessoas (como um terapeuta) que testemunham e reconhecem suas novas crenças.

Seus limites:
"[Amigo], vou começar a escolher pessoas que estão disponíveis para mim, para testar essa teoria de que é possível que me amem."

Seus limites testemunhados:
"Você é uma pessoa muito legal e tem muito a oferecer. Eu te amo muito e mal posso esperar para saber como vai ser!"

Outros ouvem você recontar sua história alternativa, reconhecendo e fortalecendo sua crença de que é, de fato, possível ser amado.

HISTÓRIA ALTERNATIVA

Sua nova e mais positiva narrativa (crença):
"O que aconteceu comigo na infância não me define. É possível que me amem, e eu sou digno de ser amado. É provável que eu encontre a pessoa certa quando começar a procurá-las nos lugares certos."

Após ser desafiada, sua narrativa apresentando o problema foi enfraquecida, e sua nova história foi validada e reiterada, para fortalecer a sua crença nela.

O exemplo anterior demonstra como podemos nos apresentar ao mundo (como "indignos de amor", por exemplo) por meio das histórias que contamos a nós mesmos e aos outros, assim como por como nos apegamos a crenças sobre o passado, presente e futuro. Essas histórias podem não ser fidedignas e serem influenciadas por normas socioculturais, expectativas e verdades presumidas. As experiências compartilhadas por uma pessoa não branca e um australiano caucasiano serão diferentes na narrativa em primeira pessoa, por conta de como cada indivíduo é influenciado por seus relacionamentos e até pela pessoa a quem estão contando a história. Narrativas em primeira pessoa são contadas com memória seletiva, isto é, com as lembranças que estão mais profundamente gravadas na mente. Muitas vezes, isso significa que muitas experiências vividas são "esquecidas", o que se torna problemático quando essas narrativas influenciam nossa identidade e nossos atos.

———

Um dos benefícios de externalizar uma crença problemática é que isso ajuda a separar o problema de nós mesmos. É muito mais fácil aceitarmos que *cometemos* um erro a aceitar que *somos* um erro.

Terapias de arte criativa nos capacitam a encontrar significado nas emoções sem a rigidez de algumas outras práticas da terapia verbal. Isso porque elas também podem ser divertidas! Se você ainda não está pronto para externalizar suas emoções ou investir em uma caixa de ferramentas de arteterapia, considere a possibilidade de rabiscar nos seus blocos de anotação no trabalho ou na escola. Pode ser interessante ver o que flui do seu coração e através da caneta, e, mais tarde, ficar curioso sobre porque desenhou o que desenhou.

CAPÍTULO 12

Só mais uma vez

Superar hábitos e vícios não saudáveis

Qual é a diferença entre gostar de uma ou duas taças de vinho depois de um dia difícil no trabalho e ser dependente de álcool? E entre não ter tempo para comer e ter um transtorno alimentar? Ou entre fumar um baseado para lidar com uma dor de doença crônica e ser viciado em drogas?

A linha entre um hábito não saudável e ter o que a sociedade chama de vício é tênue, e, às vezes, depende de para quem você pergunta. O que é considerado um simples mau hábito por algumas pessoas pode ser demais para outras, e tudo bem — até não estar mais.

Maus hábitos e por que os temos

Muitas pessoas conseguem identificar os próprios maus hábitos com facilidade. São os pequenos atos ou comportamentos que temos regularmente e causam impactos negativos no cotidiano. Seja ficar acordado até tarde rolando a tela do celular ou assistindo à Netflix; gastar o salário todo todos os meses, em vez de guardar um pouco para imprevistos; deixar para amanhã o que se pode fazer hoje; atrasar-se rotineiramente para o trabalho porque aperta o botão de soneca no alarme; ou visitar a mesa dos lanches no escritório mais vezes do que sente que é confortável. Existem muitos hábitos — e muitas maneiras de trabalhar para superá-los.

Saber por que temos um hábito (bom ou ruim!) é a chave para entender como podemos mudar os que não são favoráveis a nós. Há muitos motivos para os hábitos se desenvolverem, mas, geralmente, os que não são saudáveis existem para entorpecer emoções que não queremos sentir. Podemos ter uma alimentação não saudável porque queremos nos sentir melhor (mesmo que só por um tempinho), ou apetar o botão de soneca porque temos pavor de ir trabalhar de manhã. Até descobrirmos o "porquê" de nossas ações, superá-las será difícil.

Brené Brown, em seu best-seller do *New York Times*, *A coragem para liderar*, diz que não podemos entorpecer emoções a nosso bel-prazer. Entorpecer emoções leva embora a luz e lança sombras no viver. Não queremos fazer isso, mas queremos tornar a vida mais suportável. Conhecer as emoções que esperamos entorpecer fazendo uso de hábitos não saudáveis nos ajuda a revelar gatilhos. Por exemplo, procrastinar repetidamente para reduzir estresse pode ser uma negação em relação ao tamanho de uma lista de tarefas. A lista física em folha A4 é esmagadora e pode ser um gatilho para o estresse. Então o que fazer para reduzir esse gatilho, administrar os sentimentos e, assim, trabalhar esse hábito?

Exercício: Identificar gatilhos

Evitar gatilhos que aumentam a probabilidade de um comportamento negativo repetitivo acontecer ajuda a reduzir o risco de reincidência. Identificar e reconhecer pessoas, lugares ou coisas que despertam a vontade de fazer algo que não é construtivo permite a adoção de estratégias para evitá-los. Essas estratégias também são conhecidas como "comportamentos protetivos", e são atitudes tomadas para garantir que gatilhos tenham menos impacto ou sequer ocorram.

Vamos colocá-las em prática:

Eu me sinto mais propenso a _____
(o comportamento negativo, por exemplo, procrastinar):
- Quando estou perto: _____
  (pessoas, por exemplo, Juliette, que termina seu trabalho muito depressa).
- Quando estou em: _____
  (lugares, por exemplo, trabalhando de casa, onde há outras coisas que eu poderia fazer).
- Quando estou perto de: _____
  (coisas, por exemplo, minha enorme listas de tarefas, que ainda tem mais coisas a fazer do que feitas).

Fazer uma lista de como lidar com gatilhos, por exemplo, percebendo o que se pode fazer em vez disso, ajuda a identificar como lidar com uma situação de risco premente.

Para reduzir a tentação de _____
(comportamento negativo, por exemplo, procrastinar):
- Quando estiver perto de _____
  (pessoas, por exemplo, Juliette), eu vou _____
  _____
  (comportamento protetivo, por exemplo, pôr os fones de ouvido para bloquear o ruído de Juliette riscando itens de sua lista).
- Quando estiver em _____
  (lugar, por exemplo, trabalhando de casa), vou _____
  _____
  (comportamento protetivo, por exemplo, reservar

um horário para lavar roupa, em vez de cuidar disso enquanto deveria estar trabalhando).

- Quando estiver perto de _____

_____

(coisas, por exemplo, minha enorme lista de tarefas), eu vou _____

_____

(comportamento protetivo, por exemplo, ter também uma caderneta menor onde anotar o que for mais urgente, e todo o resto ficará na lista maior).

A melhor coisa em identificar hábitos que não são saudáveis é poder traçar um plano para modificá-los. Podemos evitar situações tentadoras, mas o que mais é possível fazer para superar maus hábitos com facilidade? Um truque mnemônico simples para lembrar é "PURR" (gosto de pensar que estamos tentando ficar calmos e estar no controle, como um gato):

- **Preparar**: se você é incapaz de evitar gatilhos, pode tentar se preparar com antecedência para lidar com a situação tentadora. Por exemplo, quando for ficar sozinho em casa, peça a um amigo para mandar mensagem às dez da noite para lembrar a você de que está na hora de parar de rolar a tela e ir dormir.
- **Unir**: por falar em amigos, recrutar apoio é uma maneira excelente de ajudar a mudar um comportamento. Afinal, é muito mais fácil realizar alguma coisa quando não se tem a sensação de estar fazendo isso sozinho. Diga aos amigos, à família e aos colegas o que espera evitar, e peça para ser lembrado de seus objetivos quando eles o virem em tentação.
- **Repor**: às vezes, a tentação é tão prevalente que é difícil eliminar o mau hábito por completo. Nesse caso, você pode

substituí-lo por algo mais saudável. Por exemplo, talvez você queira parar de comer chocolate depois do jantar todas as noites, mas o desejo por doce é intensa depois que termina a refeição principal. Você pode trocar o chocolate por um doce mais saudável, como uma tâmara recheada com pasta de amendoim, ou um copo leite quente com cacau.

- **Recompensa**: reforço positivo é uma maneira excelente de promover mudança. Gratifique-se por passos dados em direção à mudança de seus hábitos. Por exemplo, você pode marcar horário na manicure depois de duas semanas sem roer as unhas. Isso lhe dá um prazo mais curto e viável a cumprir, porque "não roer as unhas por duas semanas" é muito mais concreto do que "parar de roer as unhas para sempre", e isso vai lhe dar um gostinho da recompensa em longo prazo para manter a manutenção do comportamento modificado, mostrando como suas unhas podem ficar quando são feitas.

Por que as pessoas se tornam dependentes

É claro, quando hábitos não saudáveis não podem ser interrompidos — e quando a vontade é a única coisa em que se consegue pensar —, talvez seja sinal de algo mais problemático.

A diferença entre um mau hábito e um vício pode se resumir à disposição e à capacidade de parar quando se quer. Se prometemos a nós mesmos que "esta vai ser a última vez", mas não temos certeza de que podemos parar com o comportamento, pode ser dependência.

Dependência é categorizada como um transtorno crônico do cérebro causado por uma disfunção com recompensa, motivação e memória. Pessoas com dependência buscam de maneira obsessiva o sentimento de "recompensa" que vem da satisfação de um desejo por certo comportamento compulsivo, apesar do impacto negativo no bem-estar emocional, físico, financeiro ou psicossocial.

Podemos ser dependentes de todo tipo de coisa: álcool, comida, sexo, jogo, drogas, pornografia, videogame, compras, internet e redes sociais, tabaco, atividade física, cirurgia plástica, cafeína e mais! Para os fins deste capítulo, o foco serão as dependências de substâncias mais prevalentes na Austrália: álcool e drogas ilícitas. Independentemente de qual seja a dependência, os padrões de comportamento e sentimentos experimentados são semelhantes. Aqui vai um exemplo baseado em uso de droga ilícita:

- Christie experimenta cocaína pela primeira vez em uma festa, quando um amigo pergunta se ela quer uma carreira. O cérebro libera uma descarga de dopamina como recompensa, e ela se sente bem.
- O nível de dopamina de Christie cai depois que a primeira onda passa. O cérebro volta a ansiar pela recompensa.
- No fim de semana seguinte, em outra festa, Christie faz amizade com alguém que oferece a ela cocaína, e ela obtém aquela sensação boa de euforia. Porém não é exatamente como ela lembrava. Então ela usa mais um pouco.
- O cérebro de Christie se habitua à sensação boa, na medida que ela continua usando a droga em festas e eventos. Porém vai ficando mais difícil se sentir *tão bem a* cada vez que ela usa cocaína. Então ela aumenta a quantidade.
- Os sentimentos bons continuam surgindo, mas não com a mesma facilidade. Agora Christie também tem sentimentos negativos, porque a queda do pico da "onda" é muito mais acentuada.
- Com o passar do tempo, Christie começa a precisar de uma dose maior de cocaína, com mais frequência, só para ter o bem-estar basal de manhã. Ela nunca mais vai conseguir aquela onda de extremo "bem-estar" da primeira vez, apesar de persegui-la por meses e meses de uso. E, assim, o ciclo da dependência continua.

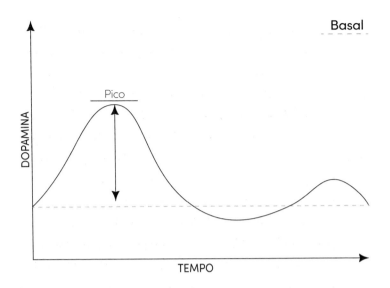

Figura. 12.1 Demonstração da descarga de dopamina depois do uso de substância. O nível basal de dopamina difere de pessoa para pessoa. Quanto mais alto o pico, mais dopamina é liberada.

A maioria dos comportamentos de dependência tem duas características similares. A primeira é que são "compulsivos", nesse sentido, o desejo de satisfazer o desejo preocupa a mente. Quando essa urgência será satisfeita novamente? Onde e como será possível saciá-la? Quem poderá nos ajudar a saciá-la? Isso tem potencial para prejudicar relações interpessoais e pôr em risco um emprego, porque a mente está mais focada no desejo do que em quaisquer outros compromissos. A segunda característica dos comportamentos de dependência é que são "problemáticos", no sentido de que saciar o desejo tem impactos negativos no bem-estar, nos relacionamentos, no trabalho, nas finanças e na vida social. Por exemplo, é possível gastar o salário inteiro em apostas ou comprando drogas e não conseguir pagar o aluguel. Ou beber demais em uma festa da empresa e prejudicar relacionamentos profissionais ao se expor ao constrangimento.

Entender e tratar a dor emocional que se espera amortecer com o uso de substâncias pode ajudar a chegar à raiz do problema. Assim, trata-se a causa (por exemplo, trauma, ansiedade ou luto) enquanto se trabalha também os sintomas (depressão, raiva) e os efeitos colaterais (negação, culpa) da dependência. Descobrir a causa subjacente de uma dependência pode ser assustador se feito sozinho, e é sempre melhor abordar a questão com o apoio de um profissional.

Responder a estas perguntas pode ajudar a descobrir se você talvez tem um problema com abuso de substâncias:

- Você consegue controlar seu comportamento quando bebe ou usa drogas? Tem certeza de que vai ser responsável por seus atos?
- Você tem apagões quando bebe ou usa drogas? Há ocasiões em que não se lembra de partes de uma noite devido ao uso de substâncias?
- Beber ou usar drogas já causou problemas para você? Há pessoas na sua vida que foram magoadas ou constrangidas por conta de seu uso de substâncias?
- Você inveja pessoas que podem beber ou usar drogas sem ter problemas? Por que as inveja? É porque você não consegue evitar o problema?
- Pessoas à sua volta já manifestaram preocupação com o fato de você beber ou usar drogas?
- Consegue imaginar sua vida sem álcool ou drogas? Se não por quê?

Álcool e outras drogas na Austrália

Um em cada vinte australianos tem um transtorno por uso de substâncias.[1] Esses transtornos podem elevar o risco de doenças mentais e problemas de saúde em longo prazo, bem como de acidentes, comportamento violento, dificuldades em relacionamentos interpessoais e transtornos de humor em curto prazo. Álcool é a dependência mais comum, com um em cada seis australianos bebendo em níveis considerados "de risco", seguido por tabagismo, que é praticado diariamente por um em cada dez australianos com idade acima de 14 anos. O uso de drogas ilegais é a terceira dependência mais comum e causa mais de 1.500 mortes por ano.[2]

Em uma cultura que celebra em larga escala a socialização "tomando uma cervejinha", administrar o consumo de álcool e outras drogas pode ser mais difícil para uns do que para outros. O uso de álcool é mais prevalente em algumas demografias, que incluem homens, jovens, pessoas de gênero variante, algumas comunidades cultural e linguisticamente diversas e aqueles que vivem em determinadas regiões.[3]

Não podemos predeterminar se o uso de substância vai se transformar em dependência, e isso pode acontecer com qualquer indivíduo que se apoie mais e mais em substâncias para lidar com dor física ou mental.

O nível de dependência pode ser identificado por um profissional da área de saúde por meio de observação física e uma conversa com o indivíduo e/ ou sua família. Também existem questionários padronizados para monitorar o uso não saudável de substâncias, como o Teste de Identificação de Distúrbio de Uso do Álcool (AUDIT — Alcohol Use Disorders Identification Test) ou o Teste de Triagem para Álcool, Tabaco e outras Substâncias (ASSIST — Alcohol, Smoking and Substance Involvement Screening Test), desenvolvidos pela Organização Mundial de Saúde.[4] Ambos contêm questões que abordam o consumo de substâncias, potencial dependência e problemas relacionados, inclusive preocupações que podem ser expressas por entes queridos.

Quando a dependência se instala, a autoestima — como o indivíduo se percebe e se valoriza — pode sofrer um impacto severo. Além disso, a baixa autoestima pode aumentar a tendência para o uso de substâncias. É possível ver como isso perpetua um ciclo negativo.

A autoestima vem de dentro, mas pode ser afetada pelas atitudes de terceiros. Maltrato, bullying ou abuso praticado por alguém próximo pode fazer o indivíduo começar a acreditar que não é digno de felicidade. Baixa autoestima pode causar impacto na qualidade de vida, elevando a tendência de recorrer a uma substância ou a outras formas de dependência para a pessoa se sentir melhor. Autovalor negativo, perfeccionismo, medo de experimentar coisas novas, autocuidado ou resiliência baixos, automutilação e tolerância ao comportamento ruim de outras pessoas são muito comuns em pessoas com questões relacionadas ao uso de substâncias.

Quando a autoestima é especialmente baixa, é fácil acreditar que tudo está ruim e que todo mundo quer nos atacar, o que pode levar à repetição de comportamentos não saudáveis. Embora seja possível experimentar coisas maravilhosas na vida, a baixa autoestima pode agir como uma viseira e nos fazer focar as coisas ruins, podendo nos levar a mergulhar em autopiedade e no uso de substâncias.

É aqui que a gratidão pode entrar em cena.

Exercício: Lista da gratidão

A gratidão ajuda as pessoas a lembrar que nem tudo é ruim. Notar as coisas boas, mesmo que pequenas, modifica o mindset e pode incentivar o otimismo e a fé no futuro.

Faça uma lista de coisas pelas quais é grato e mantenha uma cópia dela por perto para poder usar quando precisar de um lembrete do que há de bom no mundo e em você mesmo.

SOU GRATO POR ...	PORQUE...
ex.: O tempo hoje.	*Pude sair e jogar basquete no parque.*
ex: Minha amiga Primrose.	*Sempre me faz rir, mesmo quando estou desanimado.*

Se tiver problemas para começar, segue uma lista de vinte exemplos de coisas pelas quais se sentir grato:

- Meu senso de humor.
- Meu trabalho.
- Meus pais.
- Meu jeans bom.
- O jantar delicioso da noite passada.
- A reprise de *The Office*.
- Meu mentor.
- Meu parceiro.
- Minha educação.
- Meu gato.
- Como me expresso.
- Minha vida sexual.
- Minha criatividade.
- Minha inteligência.
- Natureza.
- A praça no fim da rua.

- Minha cama confortável.
- Ter acesso a assistência médica.
- Minhas boas notas.
- Ter um lar onde me sinto seguro.

Gratidão também pode ser um *estado constante*, em vez de apenas *uma atitude que tomamos* aqui e ali. Ser perpetuamente grato ao longo da vida nos ajuda a acreditar que, depois da chuva, vem a bonança, ao passo que buscar gratidão só quando sentimos que precisamos dela, embora seja melhor que nada, pode ter um efeito desestabilizante no nosso bem-estar. A prática consistente transforma o *ser grato* (e, portanto, mais positivo) em nosso estado padrão.

Quando família e amigos são afetados

Para familiares e amigos que nos amam, ver uma dependência dominar lentamente nossa vida pode ser muito doloroso. A mentira e a autodestruição exibidas junto ao abuso de substâncias e outras dependências pode causar aflição, tristeza e raiva em quem amamos. Muitas vezes, podem sentir saudade de como as coisas eram e pisar em ovos à nossa volta. Por mais que o dependente acredite estar escondendo sua dependência das pessoas que ama, família e amigos podem saber que algo está se passando e querer que ele busque ajuda.

O alcoolismo do meu parceiro me fazia sentir isolada, como se eu estivesse afastada dele. Mas ele me fazia sentir que eu não podia ajudar. De repente, não éramos mais uma equipe; havia, no nosso relacionamento, uma coisa externa que não era parte de nós, rompendo a nossa conexão. Eu tinha sempre que considerar a dependência antes de falar ou viver. Atualmente, ele está buscando ajuda, mas estamos longe do fim da jornada.

Catherine, 38

Sydney, Nova Gales do Sul

As festas de fim de ano podem ser períodos especialmente difíceis para quem lida com dependência. Celebrações como Natal, Eid al-Fitr (celebração muçulmana), Páscoa ou Pessach (a Páscoa judaica) podem gerar muitos gatilhos, como estresse financeiro ("Preciso comprar presentes para a família"), conflito familiar ("Tio Jerry, com quem não me dou bem, vem para o almoço") e até a presença de substâncias que causam vício ("Todo mundo vai comemorar tomando uma cerveja"), enquanto outras datas importantes, como aniversários, férias escolares e até mudanças nas estações podem ativar gatilhos externos que aumentam a probabilidade de uma recaída. É importante, então, garantir que temos o melhor tipo de apoio à nossa volta.

Contar a alguém que enfrentamos problemas com dependência é o primeiro passo para nos sentir melhor. Não precisa ser o parceiro ou o amigo, mas existe um grande benefício em ter alguém que amamos como apoio emocional nos momentos mais difíceis. Essas pessoas quase sempre estarão ao nosso lado (desde que nosso comportamento não os afaste), e temos uma relação estabelecida com elas, de forma que sabem quando nosso comportamento muda e quando corremos risco de sofrer uma recaída. No entanto, é importante ter certeza de que quem nos apoia é emocionalmente forte o bastante para estar ao nosso lado e que contamos com essas pessoas como parte de nossa equipe expandida de apoio profissional. Terapeutas, médicos, assistentes sociais, líderes religiosos, facilitadores de reabilitação e outros líderes comunitários podem nos ajudar a lidar com a dependência que, de outra forma, estaria fora de controle.

Administrar a dependência

Admitir que existe um problema e buscar apoio são os primeiros passos para administrar a dependência. Ao admitir que há um segredo que o corrói e causa impacto negativo em sua vida, você deixa de carregar o fardo sozinho. Em vez disso, pode se sentir fortalecido para reduzir o controle que ele tem sobre você e remover o medo que cerca a dependência (e o medo de quem você pode se tornar quando ela for embora).

Intervenções, como terapia em grupo, podem ser incrivelmente benéficas para quem enfrenta dependência. Quando se está em um ciclo de dependência, a tendência é acreditar que você é a única pessoa na Terra passando por esse cenário. A associação a um grupo desafia essa crença, pois outras pessoas compartilham histórias semelhantes de momentos em que tiveram sentimentos e atitudes como as suas.

O trabalho em grupo reúne pessoas em vários estágios pessoais de dependência que compartilham experiências recentes. Os participantes compartilham dificuldades pelas quais passaram, momentos de gratidão e histórias de quando estiveram na pior para que os outros reunidos ali possam ver que não estão sozinhos na experiência da dependência, que muitas pessoas viveram e passaram por momentos semelhantes. Os grupos geralmente são orientados por um mediador, que viveu a experiência ou foi treinado para aconselhar pessoas que sofrem com questões específicas de dependência, conhecido como conselheiro sobre "álcool e outras drogas" ou conselheiro "AOD".

Ao frequentar um espaço seguro para encontrar outras pessoas e compartilhar histórias, é possível identificar a própria capacidade e motivação para mudar.

A dependência de substâncias como drogas e álcool pode ser muito difícil de superar, especialmente sozinho. Além de terapia em grupo, a prevenção de recaídas pode incluir mentoria, terapia verbal, farmacoterapia (medicação), visitas de reabilitação, hospitalização para lidar com os sintomas de abstinência, entre outras coisas.

O oposto da dependência é a conexão. A dependência é incrivelmente solitária, nela você tem uma vida secreta por causa da vergonha associada ao vício. Em um grupo, você percebe que não é o único, que não está sozinho. Pessoas que procuram apoio em intervenções de grupo começam a pensar nos outros e param de pensar apenas nelas. Seja ajudando os outros no grupo ao contar uma história sobre a própria jornada, ou só levando leite para o café, os relacionamentos e rotinas estabelecidos pela terapia em grupo ajudam a negar o constante ruído interno que os dependentes costumam experimentar.

Mark Henson, mediador de grupo, conselheiro AOD para vício em jogos, Oakdene House Foundation

Para quem enfrenta dificuldades com comportamentos negativos repetitivos, a tentação da recaída é uma constante. Mesmo depois de vários meses ou anos em remissão, o risco da recaída ainda é muito real. Reduzir surpresas indesejadas pode ajudar a mitigar o risco, mas isso nem sempre depende apenas de nós.

Porém, manter uma rotina pode ajudar. Rotinas ajudam a diminuir o estresse relacionado às tarefas que temos pela frente, a reduzir a ansiedade e a evitar a paralisia da escolha ("Tenho tanta coisa para fazer que não sei por onde começar!"). Ao nos proteger de surpresas desagradáveis que podem desencadear uma recaída, as rotinas ajudam a dar mais significado e propósito à vida. Uma rotina não precisa ser estruturada minuto a minuto, mas deve incluir coisas que queremos — e, em termos reais, podemos

— realizar a cada dia. Ligar para um mentor ou amigo solidário, tomar um café da manhã saudável, ir à academia, dedicar vinte minutos a escrever em um diário, fazer terapia, ir para a cama antes das 22h, tudo isso pode fazer parte de uma rotina que ajuda a controlar a dependência.

Exercício: Rotina diária

A rotina ajuda a promover motivação e foco — especialmente importantes quando somos dominados por um mau hábito. Na verdade, o simples ato de eliminar uma tarefa da lista de coisas a fazer libera no cérebro uma microdose de dopamina, aquela substância química que faz a gente se sentir bem. Outras maneiras de obter uma dose de dopamina incluem criar alguma coisa, exercitar-se, ouvir músicas de que você gosta ou estabelecer uma continuidade: como ler vários capítulos de um livro, correr todos os dias ou seguir sua rotina por vários dias seguidos.

Crie sua rotina diária, e obtenha dopamina de maneira saudável, usando a tabela a seguir:

TAREFAS DIÁRIAS	SEG	TER	QUA	QUI	SEX	SAB	DOM
ex.: fazer um café da manhã saudável	✓	✓	✓	✓	✓		
ex.: passear com o cachorro		✓		✓		✓	
ex.: escrever no diário durante o café			✓				✓

Complementar a terapia em grupo com sessões individuais pode ajudar quem lida com dependência a mergulhar mais fundo na dor que pode estar na raiz do abuso de substâncias. Embora os temas solidão, vergonha e culpa possam ser discutidos no grupo, os terapeutas são treinados para trazer à tona o que causa esses sentimentos e atos e a apoiar o indivíduo em sua jornada de controle da dependência.

Ter alguém que não conhecemos pessoalmente e com quem podemos compartilhar qualquer trauma não resolvido pode ser profundamente fortalecedor. A terapia permite que se diga em voz alta, às vezes pela primeira vez, com o que se está lidando diante da dependência. E, por ser algo individual, o medo de ser julgado que pode surgir ao se compartilhar histórias pessoais com a família ou no ambiente de grupo é reduzido.

É chamado de *ambivalência* o ato de se estar ciente do impacto (financeiro, emocional, físico) do comportamento negativo repetitivo, mas, ainda assim, não ter disposição para mudar ou buscar tratamento. Ser ambivalente pode impactar o desejo de mudar, mantendo a pessoa "presa" no comportamento inútil. A chave para controlar com eficiência o comportamento inútil é identificar os benefícios da mudança e, ao mesmo tempo, reconhecer as desvantagens que podem acompanhá-la — ser realista em relação ao que se pode ganhar e perder.

Exercício: Analisar a ambivalência

Estude sua ambivalência em relação a um comportamento não saudável com a tabela a seguir. O que for registrado na coluna mais à esquerda provavelmente desencadeará uma recaída. Por exemplo, você pode querer anestesiar a dor emocional, então continua bebendo mais do que deveria. Considere outras maneiras de gerenciar os gatilhos que registrou nas colunas da direita (como os pensamentos intrusivos), em vez de recair. Por exemplo, você não poderia experimentar terapia cognitivo-comportamental para gerenciar seus pensamentos, em vez de pegar uma garrafa? Quanto mais trabalhar nas duas colunas do lado direito, maior será a probabilidade de reduzir a ambivalência à mudança e garantir que possa, e queira, fazer escolhas melhores.

CONTINUAR COMPORTAMENTO ADITIVO		PARAR COMPORTAMENTO ADITIVO	
Pontos positivos quando incitam comportamento aditivo	Pontos negativos quando incitam comportamento aditivo	Pontos positivos quando não exibe comportamento aditivo	Pontos negativos quando não exibe comportamento aditivo
Ex.: entorpece a dor que sinto.	Ex.: minha família não fala comigo.	Ex.: mais dinheiro no banco.	Ex.: os pensamentos intrusivos são insuportáveis.

Seja um mau hábito como roer as unhas ou passar muito tempo acessando notícias negativas ou vídeos perturbadores (*doomscrolling*), existem maneiras de atenuar o impacto desses hábitos. Ao identificar em que estágio de mudança você se encontra e buscar apoio externo, é possível transformar a sua vida para reduzir comportamentos improdutivos ou prejudiciais. Não vai ser da noite para o dia, mas, com persistência, é possível superar até os piores hábitos e vícios. E lembre-se: você não tem que lutar sozinho contra hábitos danosos à saúde; informar suas dificuldades a alguém em quem confia é o primeiro passo, e, para questões mais sérias de dependência procure o apoio de um profissional.

Quando se está no ciclo do vício, é possível passar anos sem conexão com mais ninguém. Somos feitos para sermos seres sociais, e o vício é muito solitário. Quando se está profundamente envolvido, a pessoa é antissocial; não há nada social em como se vive ou se usa enquanto viciado, apenas muitos segredos e vergonha. Grupos mediadores geram uma euforia natural por causa da conexão com os outros e a oportunidade de testemunhar outros indo bem em sua jornada.

Mark Henson, mediador de grupo, conselheiro AOD para vício em jogos, Oakdene House Foundation

CAPÍTULO 13

Mas e se?

Administrando preocupação, estresse e ansiedade

A vida hoje em dia é bastante caótica. Estamos sempre "conectados" e superestimulados, recebendo alertas via celular, carro, televisão, computador e até relógio. E o mundo parece estar menor do que nunca, com os fusos horários apagados pelas redes sociais e pelos ciclos ininterruptos de notícias globais. Além disso, o ambiente híbrido de trabalho borrou um pouco as fronteiras tradicionais entre trabalho/ casa. Não é à toa que tudo isso nos deixa agitados.

O que é estresse?

Estresse é um estado de preocupação desencadeado por uma situação difícil sobre a qual talvez não tenhamos controle. Todos nós enfrentamos algum grau de estresse, mas a tolerância e como lidamos com ele difere de pessoa para pessoa. A chave é sermos capazes de regular os níveis de estresse e de lidar com o que a vida nos apresenta sem nos sentirmos sobrecarregados.

Períodos estressantes na vida são aqueles em que temos responsabilidades extras que parecem "demais", quando não temos trabalho suficiente para pagar as contas do nosso pequeno negócio, quando não temos controle sobre o resultado de uma situação (especialmente se queremos controlar tudo), quando nos sentimos pressionados por outras pessoas ou por nossa situação financeira, quando enfrentamos grandes mudanças ou decisões, e muitas outras situações.

Ironicamente, hoje em dia também podemos nos preocupar com nossos níveis de estresse! Em alguns casos, isso é bom — significa que estamos olhando para dentro e analisando como o estresse pode estar nos afetando. Por outro lado, é um ciclo autoperpetuante que pode levar ao aumento de preocupação e ansiedade.

Distinguir o estresse saudável do não saudável pode ajudar a prevenir o declínio do bem-estar mental. O estresse saudável é o tipo que alimenta a produtividade. É a adrenalina que nos força a trabalhar um pouco mais na tarefa em questão, para concluí-la no prazo e fazer um trabalho melhor do que faríamos se estivéssemos completamente relaxados. Por outro lado, o estresse não saudável interrompe a produtividade, podendo nos empurrar para um estado de luta, fuga, paralisia ou adulação para evitar conflitos, além de poder nos afastar de fato da tarefa em questão.

- **Luta**: atacar e abordar de maneira agressiva o que se percebe como estressor. Os sinais são, entre outros, chorar de raiva, ranger os dentes, sentir necessidade de chutar ou socar, sensação de queimação no estômago, mandíbula contraída.
- **Fuga**: fugir do que se percebe como estressor. Os sinais são, entre outros, exercitar-se excessivamente, inquietação e agitação, dificuldades para se concentrar e dormência nas extremidades.
- **Paralisia**: incapacidade de se mover ou agir contra o que se percebe como estressor. Os sinais são, entre outros, sensação de rigidez, peso e frio, pavor, batimentos cardíacos lentos ou altos.

- **Adulação**: tentar agradar as pessoas a fim de evitar conflito estressante. Os sinais são, entre outros, ser exageradamente agradável ou útil e não medir esforços para agradar aos outros.

Quando sabemos identificar que tipo de resposta de estresse estamos vivendo, podemos dominá-la ou superá-la para melhorar a produtividade. Por exemplo, podemos otimizar o tempo que antecede a data de entrega de um projeto se soubermos por quanto tempo nos sentiremos estressados e motivados o suficiente para produzir o melhor resultado. O prazo acertado para a entrega do projeto pode ser dia 31, mas, se soubermos que nosso ponto ideal de estresse é cinco dias antes do prazo final, podemos decidir começar somente no dia 26, e, assim, garantir que vamos trabalhar de maneira produtiva, em vez de procrastinar por um período mais longo.

Também podemos liberar o estresse prejudicial usando técnicas como o Método RAIN.

Exercício: Método RAIN

Quando você tem pensamentos repetitivos prejudiciais, um truque mnemônico — um padrão de letras que ajuda a lembrar alguma coisa — pode ser útil.

O Método RAIN pode ajudar você a sentir as emoções sem se transformar nelas, interrompendo a sensação sobrepujante de perda de controle quando estiver emocionalmente sobre-carregado. O exercício o ajudará a parar por um instante e sentir suas emoções, em vez de fugir delas ou lutar contra elas. Existem várias versões diferentes de RAIN que os terapeutas usam em seus estudos mais abrangentes de mindfulness, mas a versão a seguir foi usada inicialmente pela professora budista Michele McDonald como técnica de meditação.

- **R – Reconhecimento:** reconhecer que está sentindo alguma coisa e se deixar observar, em vez de reagir à experiência. Isso ajuda a desenvolver uma compreensão melhor de si mesmo.
  "Sinto que não deveria estar aqui. Alguém vai descobrir que sou uma fraude."

- **A – Aceitação:** aceitar o que está sentindo. Estar com a emoção sem tentar mudá-la. Isso pode ser desconfortável, mas fica mais fácil na medida que você pratica o Método RAIN.
  "Tudo bem, eu entendo que estou me sentindo um impostor. Já senti isso antes."

- **I – Investigação:** investigar com gentileza e curiosidade de onde vêm essas emoções. Mais uma vez, isso vai ajudar a entender seus padrões e começar a separar as emoções do seu eu.
  "Por que estou me sentindo um impostor? É porque estou tentando algo novo na frente de um grande grupo de pessoas que admiro. Tudo bem me sentir assim, mas já fiz outras apresentações para grandes grupos antes e tudo correu bem. Eu consigo."

- **N – Não identificação:** permita-se sentir o sentimento sem se transformar nele. Desemaranhe o sentimento de sua identidade. Um jeito bom de fazer isso é dizer em voz alta: "Estou sentindo raiva agora, mas não sou uma pessoa raivosa", ou "Estou sentindo tristeza agora, mas não sou uma pessoa triste", ou "Estou com medo agora, mas não sou medroso". Isso dirige o foco para o *sentimento*, não para *você*.

"Atualmente, estou sentindo nervosismo, estou me sentindo um impostor, mas não sou uma pessoa nervosa. Posso ocupar este lugar e posso fazer o que preciso fazer bem."

Use o modelo a seguir para apoiar seu trabalho com o Método RAIN. Escreva o que Reconhece, Aceita e Investiga, além de uma frase que o ajude com a Não Identificação:

R	
A	
I	
N	

Outra maneira de administrar o estresse é garantindo um sono bom e suficiente. Tratar-nos como trataríamos um recém-nascido antes de ir para a cama é uma boa maneira de garantir uma jornada relaxante rumo ao sono: desligar telas e relaxar com um livro, tomar um banho com perfume de lavanda, beber alguma coisa quentinha antes de descansar, usar roupas macias e se agasalhar com um cobertor fofo, ouvir ruído branco e criar um espaço silencioso para dormir, além de garantir uma temperatura controlada no quarto.

Às vezes, porém, pegar no sono pode ser um processo estressante! Se você está enfrentando problemas para adormecer, experimente o exercício de "Relaxamento muscular progressivo", ele pode ajudar o corpo e a mente a desacelerarem para o descanso.

Exercício: Relaxamento muscular progressivo

Quando você está estressado ou ansioso, seus músculos ficam tensos e enrijecidos. É por isso que a frase "Relaxe a mandíbula" é uma receita tão certeira para tanta gente; muitas vezes, as pessoas seguram os sentimentos rangendo os dentes.

O exercício o conduz por etapas simples para relaxar os músculos, um de cada vez, de um jeito que também devolve o foco ao seu corpo e ao presente. Usado para regular as emoções e silenciar a mente agitada, o relaxamento muscular progressivo pode ser uma ótima ferramenta para nos ajudar a pegar no sono.

- Comece sentado ou deitado, se possível com roupas confortáveis. Lembre-se de ir no seu tempo; não é uma corrida.
- Tome consciência de como sente cada dedo dos pés. Estão rela-xados ou tensos? Mexa-os um pouco enquanto relaxa.
- Avance para os tornozelos. Estão travados ou soltos? Sacuda-os até que relaxem. Comece pelo esquerdo, depois, passe para o direito.
- E as panturrilhas? Concentre-se em relaxá-las também. Você pode contraí-las com força e, depois, relaxá-las, repetindo o processo quantas vezes for necessário.

- Continue com esse padrão e vá subindo pelo corpo. Relaxe os joelhos, as coxas, os glúteos, os genitais, o baixo-ventre.
- Inspire e expire profundamente quando chegar ao peito, de forma a expandir e liberar a caixa torácica.
- Quando chegar aos braços, comece pelo esquerdo, depois, passe para o direito. Mova cada dedo, alongando-os até senti-los soltos.
- Vire o pescoço de um lado para o outro, para cima e para baixo, até ele se alongar e repousar confortavelmente nos ombros. A maior parte da tensão é retida na cabeça e no pescoço, então, não tenha pressa nessas regiões.
- Abra a boca o máximo que puder, alongando e relaxando a mandíbula. Quando estiver destravada, descanse a língua no céu da boca.
- Lentamente, mova os olhos sob as pálpebras de um lado para o outro, para cima e para baixo e em círculos. Você não deve sentir a testa franzida quando os olhos estiverem fechados e relaxados.

Se chegar ao topo da cabeça e ainda estiver se sentindo estressado, comece de novo pela ponta dos pés. A prática leva à perfeição.

Síndrome do impostor

Mais prevalente no local de trabalho, a síndrome do impostor é uma manifestação de estresse que também pode aparecer em contextos sociais. A síndrome do impostor é não acreditar que pertencemos a uma determinada situação, mesmo quando fizemos muito para merecer a posição. Em essência, é sentir-se uma fraude e projetar pensamentos catastróficos. Por exemplo, você pode ser promovido a um cargo de supervisão e pensar que os subordinados da equipe são melhores que você em suas respectivas funções, e que, logo, você será desmascarado e destituído. Ou podemos passar uma quantidade incomum de tempo tentando provar que somos adequados nos vestindo ou agindo de acordo com um novo grupo social na escola, ou de acordo com nossa identidade de gênero preferida, mas ter receio de que as pessoas nos enxerguem e questionem nosso pertencimento. Nesses cenários, o medo de ser descoberto (o "e se?") pode provocar sintomas como ansiedade, pânico, esgotamento (enquanto trabalhamos para provar nossa adequação), dificuldade para dormir e dificuldade para respirar.

Minha infância traumática e os problemas com minha mãe foram a semente da síndrome do impostor. Apesar de adquirir mais confiança na adolescência e de ter um grupo de amigos populares, ainda não me sentia boa o bastante em alguns momentos. No fundo, sentia que, se minha mãe não era capaz de me amar e proteger, qual era o problema comigo? Isso fazia com que eu me questionasse o tempo todo, perseguisse a perfeição, que, no fim, acabou se mostrando como síndrome do impostor pouco depois de eu completar vinte anos.

Em meu emprego em tempo integral, meu chefe me diminuiu e me humilhou publicamente em uma reunião importante na frente dos meus colegas. Isso desencadeou aqueles sentimentos de "não sou boa o bastante para estar aqui", "não agrego valor nenhum". A síndrome do impostor pode ser desencadeada por experiências percebidas como boas ou nas percebidas como ruins, como o bullying, como aconteceu comigo.

Em 2013, tive um ataque de pânico severo no trabalho, causado pela síndrome do impostor. Nunca vou me esquecer daquele momento. Foi aterrorizante, eu não conseguia controlar a respiração, comecei a suar, as paredes se fecharam à minha volta e tudo começou a rodar. Pensei que estava enlouquecendo. Aquele episódio foi o catalisador para eu buscar ajuda, sair à procura de informação para entender o que estava acontecendo comigo. Foi quando descobri que o que sentia tinha um nome, e, nos últimos dez anos, tenho transformado meu maior medo em minha especialidade.

Alison, 40
Sydney, Austrália

A síndrome do impostor está ligada a uma necessidade excessiva de aprovação — uma característica comum em quem tem transtornos de ansiedade. Preocupar-se demais com a aprovação de outras pessoas pode causar impacto negativo no autovalor e induzir à busca de validação externa. Não podemos controlar o que os outros sentem por nós, por isso, procurar constantemente a aprovação alheia, em vez de olhar dentro, é um ciclo perigoso. O sentimento de não ser bom o bastante está ligado ao medo de desaprovação, e, muitas vezes, reduz a capacidade de ser assertivo em situações que exigem tal comportamento, como em momentos de confronto em que precisamos nos defender.

De fato, pessoas com transtornos de ansiedade tendem a se esforçar ao máximo para não se colocarem em cenários de confronto por causa do medo de rejeição. Deixamos de brigar por uma promoção, convidar alguém para sair ou opinar em uma reunião, porque acreditamos que é melhor não tentar do que ser rejeitado. Quando algo muito bom decorre de correr riscos, você enxerga como a síndrome do impostor, o estresse e a ansiedade podem ter um impacto negativo em como você se relaciona com a vida?

Transtornos de ansiedade

Pulso acelerado, nervosismo, visão turva, dificuldade para focar ou dormir, irritabilidade, aperto no peito e músculos tensos na mandíbula ou no pescoço são sintomas de estresse. No entanto, quando contínuos, esmagadores e frequentes, podem ser sinal de transtorno de ansiedade. Transtornos de ansiedade são a condição de saúde mental mais prevalente na Austrália, afetando 3.3 milhões de pessoas.[1] Por causa da maneira como se manifestam — desenvolvendo-se ao longo do tempo, às vezes a partir do estresse —, pode ser difícil saber exatamente quando devemos procurar ajuda.

Transtornos de ansiedade podem ser desencadeados por trauma ou vergonha não resolvidos, especialmente se tiverem sido vividos em idade tenra. Considerando que pessoas com transtorno de ansiedade têm a sensação aparentemente constante de que algo ruim está para acontecer, como vergonha, perda, fracasso ou lesões, faz sentido, se passamos por isso anteriormente, acreditar que pode se repetir. Abuso físico e mental no passado, inclusive bullying, pode aumentar a ansiedade, tanto quanto eventos atuais como responsabilidade aumentada no trabalho; insegurança relacionada à fé, gênero ou relacionamentos; problemas financeiros; ou perder alguém de repente.

Todos esses problemas são estressantes, mas viver em um estado constante de ansiedade significa que nunca conseguimos experimentar plenamente as alegrias de ser um humano. Estamos sempre especulando: "E se algo ruim acontecer?". É por isso que procurar ajuda para lidar com um transtorno de ansiedade pode melhorar muito a qualidade de vida.

Tipos de ansiedade

Como humanos, temos a capacidade de imaginar o futuro e definir metas e ambições, por isso, é fácil ficarmos inquietos ou ansiosos em relação ao nosso estado atual. Estamos sempre atrás do futuro.

A ansiedade e sua terminologia têm muitas nuances. O termo "ansiedade" é muitas vezes intercambiável com "estresse", uma emoção que pode ser sentida por qualquer pessoa. Sentir-se ansioso por causa de um encontro, por estar atrasado para um compromisso ou para fazer uma prova é normal, e o sentimento geralmente se dissipa quando a ameaça percebida (a pessoa que vamos encontrar não gostar de nós, não chegar no horário do compromisso ou não saber as respostas da prova) passa. Na verdade, esse sentimento, embora desconfortável, é uma maneira infalível de saber que se está vivo! Isso é o que conhecemos como *ansiedade-estado*, que surge quando ficamos ansiosos porque coisas que valorizamos na vida estão ameaçadas temporariamente.

Algumas pessoas são predispostas à ansiedade porque tendem a acreditar que coisas ruins sempre vão acontecer, ou que o mundo não é um lugar seguro. Como esse tipo de ansiedade é incorporado à personalidade, ele é conhecido como *ansiedade-traço*. Diferente da ansiedade-estado, a ansiedade-traço costuma ser herdada geneticamente e, portanto, pode ser um pouco mais difícil de controlar. Mas é possível!

Finalmente, a *ansiedade flutuante* é um tipo de ansiedade que, às vezes, é causada pela fisiologia, como alterações hormonais ou biológicas. Muitas vezes, é difícil identificar o motivo dos sentimentos de ansiedade quando estamos nesse estado, embora o consumo elevado de cafeína, ciclos menstruais e hipervigilância possam causar ansiedade flutuante.

Quando os sentimentos dos tipos de ansiedade descritos surgem com frequência e após pequenos estressores, podem ser sintomas de um transtorno de ansiedade. Tais sentimentos são mais que simples nervosismo; são uma forma de doença mental que afeta as atividades diárias e nos impede de levar uma vida saudável.

Os transtornos de ansiedade são diagnosticados por um profissional de saúde com a ferramenta K10, uma lista de verificação baseada em evidências que propõe dez perguntas sobre sentimentos e emoções que experenciamos nas últimas quatro semanas. As perguntas pretendem entender o quanto estivemos cansados, com que frequência ficamos nervosos, com que frequência esse nervosismo significou que não conseguimos nos acalmar, com que frequência nos sentimos desesperançados e muito mais.

É difícil controlar transtornos de ansiedade sem ajuda, por isso, muitas vezes as pessoas procuram terapia para entender técnicas que podem ajudá-las a reduzir ou controlar os sintomas. Em alguns casos, medicamentos prescritos por um médico ou psiquiatra, associados à terapia verbal, também podem ajudar, e é importante lembrar que tomar medicamentos prescritos não deve ser visto como um fracasso, mas como um suporte para nos ajudar a devolver a nossa mente a um bom lugar.

Existem seis transtornos de ansiedade mais comuns:

- **Transtorno do estresse pós-traumático (TEPT)**: quando uma pessoa que passou por um evento traumático (geralmente relacionado a ela mesma ou alguém próximo) tem pesadelos, flashbacks, pensamentos negativos ou imagens intrusivas relacionadas ao trauma.

- **Síndrome do pânico**: quando uma pessoa tem ataques de pânico desencadeados com pouca razão ou aviso. Alguns sintomas de ataques de pânico são dor no peito, falta de ar, sensação de asfixia, vertigem ou medo arrebatador de morte ou desgraça.

- **Transtorno obsessivo-compulsivo (TOC)**: quando uma pessoa tem obsessões consistentes e pensamentos perturbadores indesejados que são aliviados apenas por comportamentos compulsivos e repetitivos que interrompem a rotina diária. Obsessões prevalentes para quem tem TOC podem estar relacionadas à limpeza, simetria, contagem, acumulação, pureza ou dano (com relação a eles mesmos e a outras pessoas).

- **Fobias específicas**: quando uma pessoa tem um medo específico e irracional de determinada situação ou coisa, por exemplo, ir ao médico, sair de casa ou de aranhas. Fobias podem provocar ataques de pânico, fazer com que evitemos a situação que causa medo, pensamentos obsessivos sobre o objeto da fobia e quando ele poderá ser encontrado de novo, e sentimentos de pavor ou terror quando expostos à fobia.
- **Transtorno de ansiedade social**: quando uma pessoa se preocupa constantemente com como os outros a percebem. Mais que curiosidade inofensiva sobre as opiniões de terceiros, uma pessoa com transtorno de ansiedade social tem medos irracionais de ser julgada, constrangida ou humilhada em público. Pessoas com ansiedade social cancelam planos frequentemente ou saem mais cedo de eventos, tendem a não ser espontâneas, mas podem, por outro lado, temer especialmente eventos que são planejados com muita antecedência.
- **Transtorno de ansiedade generalizada** (TAG): quando uma pessoa fica temerosa e tensa em relação a um cenário específico sem motivo, preocupa-se excessivamente com uma coisa e depois transfere suas preocupações para outros cenários sem uma conexão clara.

O transtorno de ansiedade generalizada é o mais comum e afeta cerca de 6% dos australianos ao longo da vida,* com 4% da população experimentando TAG em um período de doze meses.[2] Esse transtorno dificulta muito viver o momento e aproveitar a

---

* No Brasil, 26,8% da população sofre de ansiedade, de acordo com o Relatório da Covitel de 2023. Saiba mais em: https://observatorio-saudepublica.com.br/covitel/. (N.E.)

vida, com os portadores diagnosticados demonstrando a tendência de pensar "E se?". Por exemplo:

- "Está tudo bem agora, mas e se alguma coisa mudar?"
- "Amo essa pessoa, mas e se ela não me amar?"
- "Estou fazendo um bom trabalho, mas e se meu chefe pensar diferente?"

Ao pensar constantemente nesses padrões negativos, que não representam os fatos como são no momento, corremos o risco de ser vencidos pela ansiedade.

Os sintomas comuns do TAG demonstram como ele afeta os pensamentos, as sensações corporais e o comportamento. É importante observar que muitos desses sintomas são semelhantes aos que se enfrenta em períodos de estresse ou preocupação. Somente quando são recorrentes e duradouros é que podem ser sinais de TAG — diagnosticável por um profissional da área da saúde.

- **Pensamentos:**
  - Atenção focada na coisa de que mais se tem medo.
  - Capacidade limitada para processar novas informações.
  - Incapacidade de pensar claramente.
  - "Não sou bom o suficiente."
- **Sensações corporais:**
  - Resposta de luta ou fuga desencadeada devido à ameaça percebida.
  - Frequência cardíaca e respiração aceleradas.
  - Músculos tensos.
  - Diarreia ou incômodo abdominal.
  - Dificuldades para dormir.
  - Ataques de pânico.
- **Comportamento:**
  - Produtividade reduzida.
  - Esgotamento (burnout).

- Desempenho ruim e mais erros cometidos ao desempenhar uma tarefa.
- Esquecimento.
- Agitação demonstrada por inquietação, de roer de unhas ou nervosismo.
- Consumo aumentado de substâncias, como beber, fumar ou comer mal.

O medo do futuro é uma característica comum da ansiedade. Às vezes, ele pode nos levar a um estado de inatividade em que paralisamos, porque tudo parece muito opressivo. Se estamos nesse estado e não sabemos ao certo o que fazer, podemos tentar responder às seguintes perguntas:

O que meu eu mais bondoso faria?	
O que meu eu mais sábio faria?	
O que meu eu mais corajoso faria?	
O que meu eu mais calmo faria?	
O que meu eu mais verdadeiro faria?	
O que meu eu mais feliz faria?	
O que meu melhor eu faria?	

Exercício: Mente sábia

Você pode pensar em três estados da mente: Razoável, Emocional e Sábia.[3] A mente Razoável é movida pela lógica, a Emocional é movida por sentimentos, e a Sábia é o equilíbrio entre as duas. Todos temos cada um desses três estados, mas a maioria das pessoas se aproxima mais de um deles na maior parte do tempo. Este exercício nos provê a capacidade de encontrarmos a mente sábia nos momentos de perturbação e de respeitar nossos sentimentos enquanto respondemos de maneira racional.

Quando estiver se sentindo ansioso em relação a uma decisão que precisa tomar, respire fundo e pense em como pode ativar sua mente sábia.

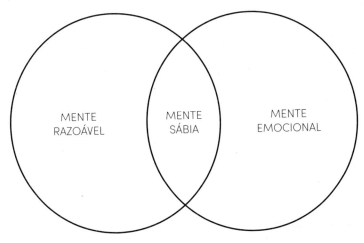

- Focada e atenta.
- Resposta lenta às situações.
- Orientada para tarefas.
- Toma decisões com base em fatos.
- Aborda as coisas de maneira objetiva e intelectual.

- Vive de maneira consciente.
- Valoriza tanto a intuição quanto a sabedoria.
- Equilibra razão e emoção.
- Respeita sentimentos reconhecendo-os e respondendo a eles racionalmente.

- Espontânea.
- Rápida para responder às situações.
- Gosta de intuição e palpites.
- Depende do humor.
- Aborda as coisas de maneira impulsiva, sem considerar as consequências.

Descreva uma experiência que você teve com cada um dos três estados da mente:

EMOCIONAL: _____
_____
_____

Ex.: pegar no colo um cachorrinho que vê na rua porque ele é adorável.

RAZOÁVEL: _____
_____
_____

Ex.: não pegar no colo o cachorrinho que vê na rua, porque ele pode te morder.

SÁBIA: _____
_____
_____

Ex.: perguntar ao dono se pode pegar o cachorrinho no colo e se aproximar dele com cuidado.

Ansiedade como discriminador

Como podemos perceber pelo que foi descrito anteriormente, a ansiedade é notada como uma ameaça ao senso de *self*, à identidade. Ela é o medo de não ser "normal", e alimenta esse medo quando nos incentiva a focar o futuro, em vez de no presente. Muitas vezes, podemos perder a alegria que está no presente por causa da preocupação com o que vem depois. Infelizmente, por conta de muitos gatilhos externos discutidos no Capítulo 2, cada vez mais pessoas recebem o diagnóstico de transtornos de ansiedade todos os dias.

Transtornos de ansiedade e depressão aumentaram 25% em todo o mundo durante a pandemia.[4] No entanto, já havia um declínio mais lento da satisfação geral com a vida antes da pandemia, especialmente em jovens e em grupos como desempregados, pessoas com menos conexões sociais, habitantes de grandes cidades e povos indígenas.[5]

De acordo com a pesquisa Household, Income and Labour Dynamics in Australia (HILDA) da Universidade de Melbourne, indivíduos com idade entre 15 e 34 anos relataram declínio acentuado na saúde mental na última década.[6] Os jovens parecem ter a pior saúde mental, mas há algumas evidências de que a felicidade aumenta à medida que as pessoas envelhecem.[7]

A ansiedade é definitivamente discriminadora em relação ao gênero.* Mais de um quarto das mulheres australianas (27%) têm algum transtorno de ansiedade ou depressão diagnosticado, em comparação a cerca de 15% dos homens australianos.[8] A razão para a disparidade entre gêneros é desconhecida, mas cogita-se que inclua diferenças biológicas, como química cerebral e flutuação hormonal, bem como razões sociais. Pense na disparidade salarial entre os gêneros; na carga mental carregada pelas mulheres, que são, com maior frequência, as principais responsáveis pelos cuidados com crianças e pais idosos; na pressão social por determinada aparência e desempenho; e mais. As normas sociais também afetam os homens, que podem se sentir pressionados a esconder os sentimentos por receio de serem considerados "fracos". Isso também pode explicar os números mais baixos para os homens — eles não estão buscando ajuda, o que significa que suas condições de saúde

---

* No Brasil, um estudo de 2019 revelou que 32,5% das mulheres sofrem com ansiedade, e a porcentagem de homens é de 21,3%. COSTA, C. O. DA *et al*. Prevalência de ansiedade e fatores associados em adultos. **Jornal Brasileiro de Psiquiatria**, v. 68, n. 2, p. 92-100, 2019. (N.E.)

mental não são registradas. Australianos transgêneros e de gênero diverso também enfrentam altas taxas de ansiedade, registradas como resultado de discriminação generalizada, sentimentos de não pertencimento ou barreiras no mercado de trabalho.[9]

Quando sinto ansiedade, tenho aperto no peito, palpitações, suores quentes ou frios. Tremo incontrolavelmente, gaguejo e perco as palavras. Tenho erupção cutânea no peito e inquietação. Às vezes, começo a chorar e, com menor frequência, hiperventilo, entro em colapso ou até desmaio em consequência da ansiedade de alto funcionamento, diagnosticada depois de um acidente de carro.

Felizmente, agora administro a ansiedade muito melhor que antes. Tomo medicamentos e tento internalizar os ataques de pânico, a menos que sejam muito fortes. Pensar demais realmente não ajuda com a ansiedade, então tento deixar as coisas para lá, o que é muito desafiador. Preencho meus dias para não ter tempo de pensar muito, mas então enfrento o desafio de tentar não me esgotar. O melhor que posso fazer é tentar dedicar mais tempo a mim e ao meu bem-estar.

Bek, 41
Gippsland, Victoria

Tratar a ansiedade

Se pensamentos ansiosos estão atrapalhando as atividades cotidianas, existem algumas estratégias que podem ser usadas para focar o presente e amenizar esses pensamentos. Experimente as estratégias a seguir e considere buscar o apoio de um profissional qualificado que possa manter você na linha e compartilhar suas ferramentas e dicas para gerenciar a ansiedade.

- **Faça o que te assusta**: várias atividades podem causar ansiedade. Uma boa maneira de desafiar isso é, toda semana, se comprometer a fazer uma coisa que o amedronta. Por exemplo, se você sente frio na barriga quando faz apresentações no trabalho, tente se oferecer para ler em público para o grupo da biblioteca local.

- **Registre suas preocupações em um diário**: o centro de preocupação do cérebro, a amígdala, pode mantê-lo acordado à noite, em pânico. Desligue-o registrando em um diário quaisquer medos que tenha. O registro não precisa ser perfeito nem estar no formato típico de "Querido Diário...", só precisa ser sincero. Pegue um caderno de que goste e uma caneta com ponta boa, sente-se e escreva sobre suas preocupações. Não edite nem faça pausas para fazer parecer melhor do que precisa ser. Este é um exercício para você reconhecer e purgar as preocupações, deixá-las na página para poder seguir com a vida.

- **Verifique os fatos**: uma das melhores maneiras de ser capaz de administrar a ansiedade é avaliar os fatos e voltar o olhar ao presente. A ansiedade é um medo do desconhecido, então, um jeito rápido de atenuá-la é tentar permanecer com a mente no presente, em contato com o que sabemos de fato. Pergunte-se: "O que é verdade agora?" e "Qual é a probabilidade do que me preocupa acontecer?". Seja franco consigo mesmo; se tem propensão para a ansiedade, provavelmente estará catastrofizando. Experimente o exercício "Descatastrofizar" a seguir, para liberar pensamentos catastróficos.

- **Esqueça o perfeccionismo**: tendências perfeccionistas dão uma falsa sensação de controle, mas podem impedir a conclusão de uma tarefa. Escolher se afastar do perfeccionismo ajuda a aceitar as falhas e inconsistências que fazem parte da vida e que a fazem ser uma bagunça boa. Lembre-se do que diz Sheryl Sandberg, autora e fundadora da organização de igualdade feminina Lean In ("Enfrente", em tradução livre): "Feito é melhor que perfeito".[10]

- **Estabeleça limites de tempo**: uma maneira prática de desafiar os sintomas de ansiedade por meio do comportamento é estabelecer prazos para as ações que os alimentam. Por exemplo, se você se preocupa com como sua roupa será percebida na universidade ou no trabalho, pode escolher se dar apenas vinte minutos para se arrumar e sair de casa — removendo a oportunidade de pensar e repensar a escolha da roupa. Ou se é tão preocupado com a arrumação que passa o aspirador três vezes por semana, você pode reservar o equivalente a cinco dias de atividades depois do trabalho de modo a que o tempo para o aspirador seja reduzido a apenas dois dias por semana.

- **Seja realista quanto a quem se importa**: está sempre se diminuindo por estar preocupado com o que as pessoas pensam de você? Ninguém se importa contigo tanto quanto você pensa. Na verdade, as pessoas podem até estar preocupadas com o que você acha delas.

- **Pratique o relaxamento**: se alguém diz "Só relaxa!" quando estamos ansiosos, é quase certo que isso não vai ajudar! No entanto, ter algumas técnicas de relaxamento na manga para esses momentos pode ser útil. O relaxamento pode diminuir a frequência cardíaca, reduzir a pressão arterial e a tensão muscular e desacelerar a respiração — neutralizando os sintomas de ansiedade. Experimente o mindfulness, a respiração profunda (veja o exercício de respiração quadrada na página 216) e a meditação, ou descubra uma atividade que o relaxe, como desenhar, caminhar na natureza ou brincar com seu gato.

- **Prepare afirmações de enfrentamento**: afirmações de enfrentamento são declarações curtas ou desafios que podemos ter à mão para nos ajudar a afastar um pensamento ansioso. Podem variar de "Isso também vai passar" a "Isso vai ter importância daqui a vinte e quatro horas?" e "Não é um desastre, é só um pequeno inconveniente". Seja qual for a afirmação que funcione para você, o truque é tê-la visível como um lembrete constante. Como em uma nota adesiva que diz: "Eu tenho o direito de estar aqui", colado em algum lugar que você possa ver da sua cadeira de rodas é capaz de afastar pensamentos ansiosos quando for a um festival com amigos.
- **Compartilhe seu fardo mental**: às vezes, falar de nossas preocupações pode ajudar a reduzi-las à metade. Identifique alguém com quem possa compartilhar seu fardo mental. Pode ser um amigo de confiança, um parceiro ou seus pais. Qualquer bom amigo deve ser imparcial e estar aberto a ouvir suas preocupações com a vida. No entanto, se não conseguir encontrar alguém para conversar, considere ter um terapeuta ou um diário para tirar os pensamentos preocupantes da cabeça.

Exercício: Descatastrofizar

Normalmente chamado de "escalar", "ruminar" ou "espiral negativa", catastrofizar é o ato de aumentar tanto as coisas em pensamento que a pessoa acredita que o pior desfecho possível é provável ou até inevitável. Pensamentos catastróficos exageram os problemas além da realidade, e podem ser prejudiciais se o padrão for mantido. Já descatastrofizar é o ato de desafiar pensamentos catastróficos para levar os sentimentos de volta aos fatos e à realidade, interrompendo o pensamento distorcido. Esse exercício é semelhante ao "Questionamento socrático" (veja página 127), embora seja mais indicado em caso de preocupações extremas. A seguir, um exemplo de uso de "Descatastrofização" em um pensamento catastrófico espiral relacionado à reprovação em uma prova:

Com o que estou preocupado?	*Se não passar na prova, vou ser reprovado no curso, o que significa que não vou ser promovido, o que significa que não vou conseguir sustentar minha família, o que significa que vou acabar na rua, o que significa que meus amigos não vão mais querer ser meus amigos, o que significa...*
É provável que essa preocupação se concretize? Que evidência existe para embasá-la?	*Talvez. Não passei na última prova, mas também não estudei para ela. Desta vez, eu estudei.*
Pois bem, se essa preocupação se concretizar, o que pode acontecer de pior?	*Se eu for reprovado na prova, vou reprovar no curso... mas tenho a opção de tentar novamente em seis meses. Isso adiaria a conclusão do curso em apenas seis meses.*
Mas se essa preocupação não se concretizar, o que é mais provável que aconteça?	*Eu sou aprovado. Estou nervoso, então talvez não tire uma nota excelente, mas eu estudei, por isso sei que dei o meu melhor.*
Supondo que essa preocupação se concretize. Como vou me sentir daqui a uma semana?	*Muito aborrecido. Vou ficar envergonhado e sentir que não sou bom o bastante.*
E daqui a um mês?	*Terei melhorado um pouco, e posso focar em refazer a prova em seis meses.*
E como me sentiria daqui a um ano?	*Não vai ter importância, caso eu consiga passar no segundo teste. Se for reprovado no primeiro, terei me esforçado muito mais para o outro depois de seis meses. Acho que vou estar bem daqui a um ano!*

No exemplo anterior, a pessoa acaba entendendo que não tirar uma boa nota na prova não é o fim do mundo.

Use o modelo Descatastrofizador a seguir se estiver em uma espiral de pensamento prejudicial que você enfrente com frequência.

Com o que estou preocupado?	
É provável que essa preocupação se concretize? Que evidência existe para embasá-la?	
Pois bem, se essa preocupação se concretizar, o que pode acontecer de pior?	
Mas se essa preocupação não se concretizar, o que é mais provável que aconteça?	
Supondo que essa preocupação se concretize. Como vou me sentir daqui a uma semana?	
E daqui a um mês?	
E como me sentiria daqui a um ano?	

Exercício: Respiração quadrada

Amada pelos Navy Seals (a unidade de operações especiais da Marinha dos Estados Unidos), a técnica da "Respiração quadrada" é um exercício simples que se pode "fazer em qualquer lugar" e que ajuda a manter a calma e a melhorar a concentração em situações tensas. Ao completar esta técnica, respirando em uma velocidade consideravelmente mais lenta, a frequência cardíaca diminui e quaisquer sentimentos de ansiedade ou sobrecarga podem ser reduzidos.

Se possível, sente-se em uma cadeira e apoie os pés no chão. Em seguida, feche os olhos e relaxe a postura.

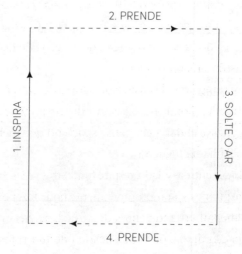

1. Inspire lentamente pelo nariz enquanto conta até quatro, perceba o ar entrando em seus pulmões.
2. Agora, prenda a respiração contando até quatro e mantendo a boca e o nariz "suaves" (sem apertar para fechá-los).
3. Solte o ar pela boca enquanto conta até quatro, expirando devagar e sentindo o ar saindo dos pulmões.
4. Prenda a respiração mais uma vez, contando até quatro e mantendo boca e nariz "suaves".

Agora, repita as etapas por no mínimo cinco vezes, ou quantas forem necessárias.

Quando inspirar e expirar, tente encher e esvaziar completamente os pulmões. Inspire profundamente pelos quatro segundos até não conseguir levar mais ar aos pulmões. Quando soltar o ar, exale lentamente até não restar quase nenhum ar neles.

A conclusão mais importante deste capítulo é que a ansiedade não nos define. Você pode ser *uma pessoa perturbada pela ansiedade*; não uma *pessoa ansiosa*. Pensar dessa forma coloca o transtorno do lado de fora e o separa de você, o que faz ser mais fácil administrar tais sentimentos.

Usar um transtorno de ansiedade para se descrever ou definir pode, na verdade, piorar as coisas. Ao dirigir a atenção para a ansiedade, é possível dar a ela mais espaço do que merece. Não ponha mais lenha na fogueira.

Quando se sentir assolado, respire fundo três vezes — concentrar-se em inspirar e expirar profundamente pode fazer maravilhas pela saúde mental em momentos de ansiedade. Seja o estresse e a preocupação diária, ou o diagnóstico de um transtorno de ansiedade mais sério, as dicas e técnicas deste capítulo podem ajudar a controlar os sintomas. Mas, se, em algum momento, você sentir que a ansiedade está fora de controle, tendo um impacto sério em sua saúde e bem-estar, é importante procurar ajuda profissional (veja o Capítulo 17 para mais informações).

CAPÍTULO 14

Caído,
mas não nocauteado

Lidar com tristeza, luto e depressão

Todo mundo já ficou triste. Desde quando perdeu um brinquedo favorito na infância até quando sentiu falta dos amigos do fundamental quando foi para o ensino médio, viveu a primeira experiência devastadora de ter o coração partido ou a morte de alguém que amamos. A tristeza pode parecer arrasadora, como se nunca fôssemos superar os sentimentos de dormência, peso ou perda. Até que, um dia, de alguma forma, nós os superamos.

Muitas vezes, ficamos tristes por algo que vivemos e, quando solucionamos essas experiências, os comportamentos que acompanham a tristeza — choro, isolamento, má alimentação ou até o evitamento de refeições — também desaparecem. A beleza desses comportamentos, no entanto, está na catarse. Chorar pode ser reconfortante, e é por isso que costumamos nos interessar por programas de televisão com enredos profundamente emocionais (oi, *Grey's Anatomy*) ou por álbuns que nos fazem gritar e chorar no caminho do trabalho para casa (olá, Adele).

A tristeza é uma emoção muito comum, e o nível de resiliência para combater esses sentimentos varia de um dia para o outro. Por exemplo, você pode se sentir incrivelmente forte em uma semana, e, então, ver um casal de idosos se beijando na rua e começar a chorar. Muitos fatores podem provocar a tristeza nesse momento — talvez você tenha acabado de terminar um relacionamento, ou perdido um avô, ou esteja prestes a menstruar, ou não vê sua mãe há meses, ou o colega de trabalho mais velho de quem era próximo acabou de se aposentar para ficar com a esposa doente.

O nível de resiliência ao lidar com a tristeza também difere de pessoa para pessoa. Normalmente, essa não é uma emoção que interfere no funcionamento diário — podemos ficar tristes só por alguns minutos, e, depois, o sentimento passa. Momentos de tristeza mais severa, no entanto, podem ser sintoma de outra coisa.

Luto

Embora os termos "luto", "tristeza" e "depressão" sejam frequentemente usados de forma intercambiável, não são a mesma coisa. Pense na tristeza como um sintoma de luto, que, por si só, é uma resposta apropriada à perda. Já a depressão é resultado do desequilíbrio da química cerebral (veja a página 223 para mais informações sobre isso).

O luto é a manifestação emocional da perda de algo ou alguém. Pode ser um dos pais, um amigo ou um animal de estimação, ou pode ser algo menos tangível — como o futuro que esperávamos ter com um parceiro, mas que, agora, depois do fim do relacionamento, mudou, ou a autoidentidade depois de perder o emprego ou receber um diagnóstico médico que mudaria a vida de qualquer um. As pessoas vivenciam o luto de muitas maneiras e com profundidades diferentes; no entanto, existem algumas semelhanças com as quais a maioria se identifica. São elas:

- Sintomas depressivos, como sentir-se desanimado, entorpecido, em negação, vazio ou sozinho.
- Raiva, culpa e alívio se o relacionamento com a pessoa/ coisa perdida foi complicado.

- Perda de apetite, dores de cabeça, dificuldade para dormir, sistema imunológico enfraquecido, dor no peito (daí a expressão "coração partido").
- Tristeza constante e avassaladora que, em algum momento, se dissipa em ondas que podem aparecer novamente quando somos provocados por certas memórias — mesmo que breves.

Sempre existem maneiras de homenagear as pessoas, os animais de estimação e até mesmo o futuro que perdemos de maneira a reduzir o impacto em nossa vida diária ao longo do tempo. O luto saudável é um processo ativo — algo que precisamos escolher fazer — e há medidas que podemos adotar para facilitá-lo:

- **No seu tempo**: o luto não segue um cronograma. Nossos sentimentos são válidos e devemos senti-los de um jeito que nos deixe confortáveis — com entes queridos, sozinhos ou com um terapeuta.
- **Chorar**: chorar não é fraqueza. É um alívio saudável e catártico de emoções sufocantes. Chorar pode ajudar você a se sentir melhor mais depressa. Coloque para fora.
- **Buscar apoio**: é importante viver o luto à nossa maneira, mas podemos encontrar consolo com aqueles que também estão sofrendo ou já passaram por um luto semelhante. Falar sobre nossos sentimentos e como as pessoas à nossa volta superaram o luto pode ajudar a dividir o fardo.
- **Respeitar e aceitar a perda**: não tente afastar os pensamentos sobre a pessoa, o animal de estimação ou a coisa cuja perda está sentindo. Em vez disso, homenageie sua memória mantendo uma foto ou lembrança por perto, propondo um brinde em celebrações ou falando sobre as grandes qualidades deles com entes queridos. Isso pode ajudar a aceitar o caráter final da perda enquanto mantemos viva a memória de quem partiu, um passo importante para encontrar o encerramento.

- **Reescrever o futuro**: se a perda a ser lamentada é de um determinado futuro, é importante separar um tempo para reconhecer como poderia ter sido, antes de fazer novos planos. Sem se antecipar muito, é possível se concentrar em como gostaria que seu novo futuro fosse, agora que está moldado pela perda. Por exemplo, você não vai mais para a Europa com seu parceiro no ano que vem, mas talvez seja possível usar o dinheiro economizado em alguma coisa só para você, como uma viagem de carro pelo litoral com um melhor amigo.
- **Saber que podemos crescer em torno do luto**: a perda pode parecer esmagadora, mas, com o passar do tempo, é possível aprender a crescer em torno do luto. Isso não significa que você parou de se importar, mas que se tornou mais capaz de suportar o fardo. Saber disso pode ajudar a administrar quaisquer sentimentos de culpa relacionados ao luto.

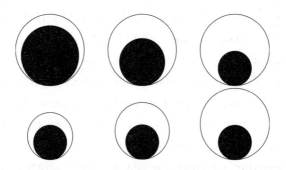

Figura.14.1 O luto não diminui com o tempo (superior). Em vez disso, aprendemos a ampliar a vida em torno do luto todos os dias (inferior).

É importante lembrar que exibir sinais de luto não é fraqueza. É uma força e um mecanismo de enfrentamento. Se achar que isto pode ajudar, busque um terapeuta para administrar a tristeza. Porque, afinal, o que é o luto se não o amor perseverando?[1]

Quando se está de luto, o mundo inteiro encolhe até virar um pontinho. Nada mais é registrado, nada mais importa. A única coisa em que conseguimos nos concentrar é no que aconteceu e em como nos sentimos. Tenho a sorte de ter um parceiro incrível e, depois do nosso primeiro aborto espontâneo, nós apenas nos abraçamos, choramos e conversamos sobre tudo que estávamos pensando e sentindo. Coisas pequenas e grandes. Coisas difíceis e engraçadas. Com o passar do tempo, a cor volta a permear as coisas que desbotaram. O mundo se ilumina lentamente, e você supera. A dor está sempre ali, mas não tão viva e esmagadora.

Superar a dor cria resiliência, força e autoconfiança. Quando enfrentamos outro aborto, e ainda outro, eu sabia que iríamos superar. Mas esse conhecimento era puramente intelectual. Não me ajudou a superar o luto mais depressa. Eu sabia que chegaria lá, mas, ainda assim, houve dias tenebrosos e muita tristeza e raiva.

Falar sobre as coisas sempre me ajuda, seja com meu parceiro, família, amigos ou um terapeuta. Não se trata de encontrar uma solução, mas de identificar e reconhecer o que está acontecendo.

Matilda, 42
Hunter Valley, Nova Gales do Sul

Depressão

Uma das principais diferenças entre tristeza e depressão é a duração desse estado emocional. A tristeza é mais transitória, vai e vem quando acontecem coisas na vida que nos deixam para baixo. Geralmente, somos capazes de lidar com a tristeza com tempo e apoio, e retomamos as atividades normais em semanas, às vezes, dias. A depressão, um transtorno de humor, persiste por muito mais tempo e pode ser extrema a ponto de afetar a capacidade de pensar e agir com clareza ou manter relacionamentos positivos. Os sintomas geralmente vão e voltam, mas podem nos fazer mergulhar mais profunda e lentamente em uma disposição ruim, e permanece.

Depressão é um dos dois transtornos de humor mais comuns, o outro é o transtorno bipolar. É também a segunda condição de saúde mental mais prevalente na Austrália, depois da ansiedade.[2] Existe um ditado atribuído ao filósofo chinês Lao Tzu: "Se você está deprimido, está vivendo no passado. Se está ansioso, está vivendo no futuro. Se está em paz, está vivendo no presente.".

Conforme envelhecemos, é comum sentirmos saudade das alegrias que tivemos na vida. Podemos não nos sentir mais tão atraentes, populares, bem-sucedidos nem tão felizes como antes. Todos enfrentam perdas na vida: uma pessoa, uma coisa, uma habilidade física, clareza mental, a juventude... isso pode resultar em tristeza, luto, ansiedade, raiva e muito mais. Mas, quando a melancolia se transforma em desesperança, a qual é difícil superar com o passar do tempo — mesmo quando estamos sorrindo por fora — isso pode ser um transtorno depressivo.

Eu tinha sentimentos de vazio e inutilidade, pensamentos intrusivos ou suicidas, automutilação, dissociação, higiene precária, comia demais ou de menos, baixa ou até nenhuma motivação. Também bebia, me isolava socialmente e tinha ansiedade.

Ashira, 26
Melbourne, Victoria

Diagnosticável por um terapeuta munido da ferramenta K10, a depressão grave pode se manifestar com uma variedade de sintomas negativos, tanto psicológicos quanto físicos. Apesar do modo como é tratada pela sociedade, a depressão nem sempre assume a forma de choro e ideação suicida. Os sintomas persistem por um período prolongado e podem incluir qualquer um dos listados a seguir:

- energia muito baixa;
- comer demais ou não comer;
- mudança nos hábitos de sono, como dificuldade para dormir ou dormir demais;
- pensamentos recorrentes de suicídio ou automutilação;
- forçar o sorriso ou não sorrir com os olhos;
- distanciar-se emocionalmente de outras pessoas;
- sentimentos de culpa, inutilidade, tristeza, solidão ou irritabilidade;
- perda de motivação e interesse em atividades que antes eram apreciadas;
- justificar ausências frequentes no trabalho ou na escola alegando estar doente;
- sensação de estar preso em uma névoa, oprimido por algo que o consome, sentindo-se "caído" ou "entorpecido";
- isolar-se de amigos, familiares e evitar eventos sociais;
- automutilação para encontrar alívio ou se distrair, cortando, batendo, queimando ou perfurando a pele;
- abandonar hábitos básicos de higiene, como tomar banho, pentear o cabelo ou trocar de roupa.

Tipos de depressão

Embora a depressão grave seja o transtorno depressivo mais comum na Austrália, existem outros tipos agudos de depressão com sintomas semelhantes, inclusive:

- **Transtorno afetivo sazonal** (TAS): você fica triste quando o tempo está nublado ou chuvoso, especialmente por vários dias? O transtorno afetivo sazonal, conhecido como TAS, é um transtorno depressivo muito real que é enfrentado com maior frequência no inverno. Felizmente, os invernos na

Austrália não são tão ruins quanto em outros países, onde os dias são muito mais curtos e a exposição à luz natural é limitada. Portanto, geralmente o TAS é enfrentado por alguns meses, no máximo.

- **Depressão melancólica**: quem sofre de depressão melancólica grave descreve a sensação de "entorpecimento" para tudo. Essas pessoas têm dificuldade para dormir, sentem-se letárgicos e não conseguem reagir ou encontrar muito prazer na vida, mesmo quando algo positivo acontece.
- **Depressão pós-parto** (DPP): vivenciada por uma em cada sete mulheres australianas que deram à luz recentemente,[3] a depressão pós-parto tende a durar mais de duas semanas e pode interferir nos cuidados com o recém-nascido. Os sintomas são iguais aos da depressão grave, bem como medos irracionais pela segurança do bebê ou do parceiro. Cerca de 40% das mulheres que experimentam a DPP descobrem que ela começa durante a gravidez.*
- **Depressão grave com características psicóticas**: ocorre quando os sintomas da depressão grave são acompanhados por alucinações e delírios.
- **Depressão atípica**: se uma pessoa apresenta muitos sintomas de depressão grave, mas não o suficiente para um diagnóstico oficial, ela pode ter depressão atípica. Os sintomas mais comuns são ganho de peso devido ao aumento do apetite, sensibilidade à rejeição e dificuldade para sair da cama.

A depressão grave é frequentemente causada por um gatilho, como uma circunstância estressante (conhecida como depressão

---

* No Brasil, essa taxa é de 26,3%. Saiba mais em: https://portal.fiocruz.br/noticia/depressao-pos-parto-acomete-mais-de-25-das-maes-no-brasil. (N.E.)

reativa ou situacional), ou pela biologia, quando há um desequilíbrio bioquímico do cérebro (conhecida como depressão química). Causas biológicas comuns de depressão incluem doenças por uso excessivo e/ou abstinência de substâncias ilícitas, distúrbios neurológicos como esclerose múltipla ou epilepsia, distúrbios endócrinos como diabetes e flutuações de hormônios sexuais. Por exemplo, quem menstrua pode apresentar transtorno disfórico pré-menstrual (TDPM) — mais sério que a síndrome pré-menstrual (TPM), cujos tropos comuns incluem desejo incontrolável por chocolate ou irritação elevada antes da menstruação, o TDPM adiciona à receita sentimentos de depressão grave por qualquer coisa nos dias ou semanas que antecedem a menstruação.

A incapacidade do cérebro de regular certos neurotransmissores, como a serotonina, pode ser tanto causa quanto sintoma de depressão, e, embora, algumas vezes, os transtornos depressivos possam ocorrer na família, nem sempre há predisposição genética. Independentemente do que a causa, a depressão pode nos fazer pensar: "Por que eu?", e isso, por sua vez, pode nos mergulhar em um sentimento mais profundo de desesperança. Por isso, é importante tratar os sintomas de depressão o mais rápido possível.

Quero dizer às pessoas com sintomas de depressão para não desistirem. Não desistam de si mesmas, do sistema do futuro. Vocês merecem a vida que lhes foi dada, e ela não será sempre assim. Vocês são muito mais capazes do que pensam. Não tenham medo de buscar ajuda e apoio, porque vocês não estão sozinhos, não são um fardo, e as pessoas querem ver vocês evoluírem.

Ashira, 26
Melbourne, Victoria

Controlar a depressão

A primeira coisa para lembrar em relação à depressão é que você não está sozinho. É um transtorno comum entre nós, mas ele não nos define. É possível desafiar os pensamentos, sentimentos e comportamentos aos quais sucumbimos quando estamos em um episódio depressivo com as seguintes medidas:

- **Identificar fatores de proteção**: quem são as pessoas a quem podemos recorrer se precisarmos de apoio? Quais são as coisas que fazem a vida valer a pena? Quem depende de nós para estar aqui, nesta Terra, como um animal de estimação, uma criança, os pais? Esses são os fatores de proteção, nossas razões para viver. Identifique-os e pense neles nos momentos difíceis.

- **Usar linguagem positiva**: as diferentes maneiras de pensar e falar sobre a depressão podem aumentar o peso dela ou nos ajudar a lidar com os sintomas. Por exemplo, qual dessas afirmações faz a depressão parecer mais administrável: "Você está passando por um transtorno depressivo" ou "Você está deprimido"? A primeira facilita o trabalho de administração do transtorno (algo pelo que estamos passando), em vez de sentir que ele é, na verdade, uma parte intrínseca de nós (algo que somos), como sugere a segunda afirmação. A linguagem é importante. Concentre-se na solução, não no problema: o que podemos fazer quanto ao estado em que estamos?

- **Contar aos outros que estamos sofrendo**: família e amigos vão querer saber se estivermos sofrendo. Se contaremos a eles é uma decisão pessoal, mas, às vezes, um simples: "Estou tendo um dia difícil" é o suficiente para sinalizar que precisamos de amparo. Isso pode ser especialmente difícil no local de trabalho. Se você se sentir confortável, é útil escolher um colega (de preferência, alguém a quem você se reporta) e contar a ele o seu diagnóstico. Você pode explicar que sabe que é inusitado falar sobre sua saúde mental, mas que quer informá-lo, para que, quando disser que está tendo um dia ruim e precisar conectar os fones de ouvido para se distrair de gatilhos externos, como colegas barulhentos, ele permita. É claro, cada local de trabalho é diferente, então tente encontrar um apoio próximo que funcione para você.

- **Tomar medicamentos**: ainda existe certo estigma em torno do uso de medicação para questões de saúde mental, mas não deveria haver, de jeito nenhum. Por que, então, não adotar uma medida que vai nos fazer sentir melhor?

  Medicamentos prescritos podem fazer maravilhas pelo controle da depressão, mas muitos têm efeitos colaterais. Por isso, é importante monitorar seu humor atentamente e relatar ao médico, que deve programar as consultas. Os medicamentos para depressão mais comuns na Austrália são inibidores seletivos de recaptação de serotonina (ISRS), utilizados também no tratamento da ansiedade. Eles demoram para fazer efeito no corpo, às vezes até quatro semanas, então, é melhor aderir ao medicamento e controlar quaisquer efeitos colaterais com a ajuda de seu médico. E, lembre-se: quando o medicamento começar a fazer efeito e você se sentir melhor, não significa que deve interromper o tratamento sem antes falar com seu médico. Você está se sentindo melhor porque o remédio está funcionando!

  Suplementos como vitamina B12, óleo de peixe e zinco também podem contribuir para uma melhor disposição. Peça ao seu médico um exame de sangue para verificar seus níveis de vitaminas, e sempre consulte um profissional antes de começar a tomar qualquer medicamento complementar.

- **Desafiar o pensamento depressivo**: como com a ansiedade, na depressão também é importante desafiar os pensamentos negativos e separar fatos de ficção. No caso da depressão, podemos tentar mudar os pensamentos negativos ("Eu não valho nada e não contribuo em nada para a sociedade") para outros racionais ("Eu tenho valor e contribuo fazendo meus amigos rirem/produzindo boa arte/ ajudando minha empresa a cumprir suas metas").

- **Construir autoestima**: a depressão está ligada à baixa autoestima. Podemos construir autoestima nos lembrando de que somos bons, vivendo de acordo com nossos valores, cuidando da higiene básica, experimentando novos visuais com roupas ou cabelos e fazendo coisas de que gostamos.

- **Movimentar-se e comer bem**: a dieta é parte importante da saúde mental. Alguns estudos mostram que dietas ricas em alimentos integrais frescos e água diminuem o risco de depressão, enquanto carnes processadas e alimentos ricos em gordura e açúcares refinados aumentam o risco de sua ocorrência.[4] Além disso, foi demonstrado que movimentar o corpo por apenas trinta minutos por dia ajuda a aliviar os sintomas depressivos.[5]

Pesquisas têm encontrado, de forma consistente, uma associação clara entre a qualidade da dieta e o risco de desenvolver depressão, com um número significativo de estudos provando o papel da boa nutrição para o tratamento de doenças mentais. Melhorar a saúde intestinal pode contribuir para a melhoria de sua saúde mental e, inversamente, mudanças negativas na saúde intestinal podem provocar impacto negativo no humor. Os micro-organismos intestinais produzem e respondem a neuro-hormônios como serotonina, dopamina e outros. Com a serotonina intestinal capaz de influenciar o humor, o apetite, o sono e a função cerebral, é importante consumir os alimentos certos.

Recomendo a adoção de uma dieta de estilo mediterrâneo, com foco em alimentos que fornecem: ácidos graxos e ômega-3, como nozes, peixes, sementes de linhaça, sementes de chia, sementes de cânhamo e folhas verdes; fitoquímicos, como ervas, especiarias, frutas, vegetais, grãos integrais, castanhas, sementes, café, chá preto, chá verde e vinho tinto; vitaminas B, como folhas verdes, grãos integrais, peixes, carnes e ovos; vitamina D, via luz solar ou suplemento nos meses de inverno; antocianinas e glucosinolatos, encontrados em mirtilos e brócolis, respectivamente, ambos nutrientes que contribuem para um melhor funcionamento do cérebro; e compostos bioativos que podem melhorar a saúde mental, como os encontrados no azeite de oliva extravirgem.

Chloe McLeod,
nutricionista praticante licenciada

- **Programar atividades positivas**: quais são as coisas simples e pequenas que você mais aprecia? Seja o primeiro café do dia, passar de nível no videogame favorito ou criar pequenos potes de cerâmica com as próprias mãos, programar coisas que nos trazem alegria pode fazer o dia parecer mais feliz. Use o exercício "Cinco coisas prazerosas" para se lembrar do que alegra seu coração.
- **Definir metas**: eliminar alguma coisa da lista de tarefas ou cumprir uma pequena meta provoca uma minúscula descarga de dopamina, a química da recompensa. Defina, e anote, pequenas metas como "andar em volta do quarteirão", "preparar um jantar nutritivo para mim" ou "reler meu livro favorito". Cada vez que eliminar uma conquista da sua lista, você vai sentir uma onda de euforia natural!

- **Ter paixões**: descobrir o que nos move pode dar propósito à vida e fazê-la valer a pena. Mas é importante lembrar que o propósito não precisa ser algo enorme como "interromper as mudanças climáticas" (embora todos devessem fazer sua parte). Não, pode ser algo pequeno a que possamos nos apegar. Por exemplo: você ama animais, mas isso não significa que precisa se dedicar a uma ONG de apoio aos animais durante meses seguidos. Em vez disso, por que não adotar um cachorrinho que precisa de um lar e está em um abrigo da sua região? Ao dar atenção a essa nova paixão, o cachorrinho, você vai se distrair de mergulhar em pensamentos tristes, porque está focado em amar e cuidar do Totó. Além disso, o cachorro vai obrigá-lo a sair de casa para caminhar e não permitir que você passe o dia todo na cama — alguém precisa levar o filhote lá fora para fazer xixi!
- **Buscar apoio social, mesmo que seja a última coisa que queiramos fazer**: sim, queremos nos isolar dos outros quando estamos deprimidos. Mas tente resistir. Por exemplo, é possível organizar um passeio com um amigo próximo. Não precisa ser nada grandioso que nos obrigue a caprichar na roupa ou sair do bairro. Em vez disso, podemos vestir um moletom e um boné e dar uma volta no parque. Os amigos não vão se importar com nossa aparência, só querem que estejamos dispostos a conversar com eles. Contar como nos sentimos nunca vai arruinar uma conexão verdadeira.

Lutar contra a depressão é difícil, e, em alguns dias, a batalha vai parecer intransponível. Você vai se afastar dos outros e alimentar a depressão, permanecendo no escuro, recusando ligações, lendo artigos ou postagens negativas na internet e se preocupando com algo que fez dias, meses ou anos atrás. É importante não permanecer nesse espaço, mas aceitar a situação e escolher seguir em frente da melhor forma possível. Pode parecer impossível fazer isso sem ajuda, então não enfrente a situação sozinho. Procure apoio de um amigo próximo, familiar, professor, colega ou terapeuta em quem você confie. Se não conseguir pensar em ninguém ou se não quiser incomodar (um processo de pensamento real, mas infundado), ligue ou mande mensagem para um serviço de saúde mental ou visite seu médico e peça um plano de tratamento para sua saúde mental.

Exercício: Cinco coisas prazerosas

Pela prática do simples ato da gratidão e ao nos lembrar de que a vida não é tão ruim, o exercício "Cinco coisas prazerosas" nos ajudará a nos lembrar das coisas maravilhosas da vida quando estivermos nos sentindo deprimidos.

A seguir, escreva cinco coisas que lhe trazem alegria. Elas devem ser acessíveis e não devem depender de nenhum fator externo, como outra pessoa ou muito dinheiro. Alguns exemplos incluem: "uma xícara de café muito gostoso", "pisar descalço na grama", "sentir o sol no rosto", "meu cachorro correndo para me receber quando chego em casa".

Depois de escrever suas cinco coisas prazerosas, tire uma foto da página ou a copie em uma nota adesiva que você possa colar no espelho do banheiro ou na mesa de trabalho. Sua lista deve estar sempre por perto, para poder acessá-la quando se sentir para baixo, e você deve tentar dar um passo consciente no sentido de fazer pelo menos uma de suas cinco coisas prazerosas todos os dias.

Se você se sentir confortável, compartilhe-as comigo nas redes sociais. Talvez possamos todos nos inspirar nas listas uns dos outros.

Minhas cinco coisas prazerosas são:

1.
2.
3.
4.
5.

Quando minha amiga Michele morreu, muita gente perguntou: "Como alguém como ela pode ter ficado tão deprimida?". Ela era motivada, inspiradora, estava progredindo na carreira, era feliz no relacionamento, confiante, gentil e muito bonita. Isso realmente enfatizou o pouco que sabíamos, ou não prestávamos atenção à depressão. Amar Michele durante a depressão me fez sentir muitas coisas: desamparo, frustração, inspiração, esperança, tristeza, desconexão. Também me ensinou muitas coisas. Embora eu quisesse, do fundo do coração, salvar minha amiga, espero que as lições que aprendi possam ser compartilhadas com outras pessoas e, juntos, possamos fazer melhor. Depressão é um problema social. Precisamos parar de atribuir todo o ônus ao indivíduo e começar a mudar nosso comportamento também. Precisamos apoiar e ajudar quem enfrenta esse problema como faríamos com alguém que tem uma deficiência. É claro, há muitas nuances, e

*a pessoa precisa querer ser ajudada, mas aprendi que
a mudança começa com todos nós. Quando sabemos
mais, fazemos melhor, e eu nunca vou parar de tentar.*

Kelly, 39 anos
Northern Rivers, Nova Gales do Sul

Suicídio

Para alguns, o suicídio pode parecer a única "saída" para a depressão. Mas não é assim: há pessoas que querem e podem ajudar. Estima-se que mais de 10 milhões de adultos australianos conheçam alguém que cometeu suicídio e que talvez não tivessem ideia de que o amigo ou familiar sofria com a depressão ou planejava encerrar a própria vida.[6] Existem, no entanto, fatores de risco comuns, entre eles:

- **Gênero**: apesar de as mulheres tentarem suicídio com mais frequência do que os homens, são eles que correm maior risco de morrer por suicídio.[7] Na verdade, os homens australianos somaram 75% das mortes por suicídio no censo de 2021.*

- **Primeiras Nações**: os indígenas australianos têm duas vezes mais probabilidade de morrer por suicídio do que os australianos não indígenas.[8]

- **Idade**: o risco de suicídio aumenta na meia-idade, com a proporção mais elevada de mortes por suicídio ocorrendo entre 30 e 59 anos.[9] Além disso, 34% das mortes de jovens entre 15 e 17 anos em 2021 foram por suicídio. A proporção** para australianos de 18 a 24 anos foi de 35%.[10]

---

* No Brasil, a taxa de mortalidade por suicídio entre homens é de 10,7% a cada 100 mil. Saiba mais em: https://www.gov.br/saude/pt-br/centrais-de-conteudo/publicacoes/boletins/epidemiologicos/edicoes/2021/boletim_epidemiologico_svs_33_final.pdf. (N.E.)

** No Brasil, a proporção mais elevada é entre 20 e 39 anos, com 46,3% de ocorrências. Entre os jovens de 15 a 19 anos, 23,3%. Entre 40 e 59 anos, de 17,2%. Fonte: *Ibidem*. (N.E.)

- **Pensamentos frequentes de suicídio**: embora não seja uma garantia, é provável que uma pessoa que pensa frequentemente em suicídio tenha um risco aumentado de concretizar esses pensamentos.
- **Planos estabelecidos**: se uma pessoa deixou de pensar em suicídio de maneira vaga e passou a traçar um plano, o risco é maior.
- **Disponibilidade do método**: se a pessoa tem meios para pôr o plano em prática, como uma arma acessível, o risco é maior.
- **Problemas de relacionamento, financeiros ou de saúde**: problemas pessoais, por exemplo, com o cônjuge, melhor amigo ou pai; problemas financeiros; ou problemas de saúde (por exemplo, uma incapacidade ou um diagnóstico terminal) podem aumentar o risco de suicídio.
- **Suicídio cometido por amigo ou familiar**: o risco de suicídio aumenta quando uma pessoa perde alguém próximo por suicídio.
- **Perda**: a morte de um ente querido, a perda do emprego, da casa, do animal de estimação ou de algo de grande valor pode contribuir para aumentar o risco de suicídio.
- **Solidão**: a falta de fatores de proteção — como conexões dentro da comunidade, local de trabalho, família e grupos de amigos — pode diminuir a vontade de permanecer conectado ao mundo.
- **Uso de substâncias e comportamento de risco**: o suicídio consumado é comumente associado ao aumento do consumo de drogas e álcool, talvez porque o uso dessas substâncias reduz as inibições. Além disso, uma pessoa que adota comportamento de risco, como ser especialmente promíscua (sem medidas de segurança) ou imprudente ao volante, pode correr risco maior.

- **Trauma**: eventos traumáticos como abuso, bullying e negligência — sejam emocionais, físicos, sociais ou sexuais — podem contribuir para o aumento do risco de suicídio.
- **Desfazer-se de bens**: rescindir um contrato, doar bens valiosos ou atualizar um testamento podem ser características de uma pessoa que planeja suicídio, especialmente quando associadas a outras indicações.

As pessoas podem ter pensamentos suicidas quando vivem com a depressão, mas isso nem sempre leva ao suicídio. A falta de motivação como um sintoma de depressão pode funcionar, muitas vezes, como medida preventiva, frustrando a preparação necessária para alguém traçar e seguir um plano de suicídio. É importante que, independentemente da sua impressão de que uma pessoa vá levar isso adiante ou não, qualquer conversa sobre suicídio seja levada a sério. Deve-se buscar imediatamente a intervenção de um profissional, como um médico, terapeuta ou pessoa de autoridade.

Às vezes, é como se eu não tivesse sentimentos, não consigo sentir nada. Então sei que estou tendo um episódio de depressão. Se recebo um elogio ou algo incrível acontece, sinto que não tenho nada dentro de mim que me permita aproveitar a experiência. Fico triste, choro e me sinto completamente sozinha. Não procuro nem falo com ninguém sobre isso, só espero passar. É pesado, e parece que não existe um fim à vista. Estou aprendendo a ser gentil comigo mesma, o máximo possível, e a me perguntar: "Do que preciso agora que será bom para mim?" e me dar isso.

Bek, 41
Gippsland, Victoria

Um terapeuta pode ajudá-lo a lidar com pensamentos depressivos e suicidas removendo a vergonha associada a esses dois temas por meio de conversas. Ele pode colaborar com a discussão sobre o motivo para você se sentir sem esperança nesse momento, recorrendo a questionamentos diretos sobre a causa raiz e a frequência de seus sentimentos. Se você não puder fazer terapia, tente o exercício a seguir para identificar seus fatores de proteção e sistemas de apoio, o que pode ajudar a lembrar que você não está sozinho e tem um motivo para permanecer neste mundo.

MEUS FATORES DE PROTEÇÃO Por quem estou aqui?	MEU SISTEMA DE APOIO Quem está aqui por mim?
Ex.: meu gato, Mao, que alimento e a quem dou carinho.	*Ex.: minha amiga do escritório, Emily.*
Ex.: minha planta jiboia, que preciso regar toda semana.	*Ex.: meu parceiro, Alain.*

Há muitas maneiras de lutar contra sentimentos de tristeza, luto e depressão. Mas a probabilidade de sucesso nessa batalha é maior se recorrermos à nossa rede de apoio, tomarmos medidas proativas para controlar os sintomas e nos lembrarmos de todas as coisas que nos trazem alegria e gratidão. Se você estiver passando por depressão grave ou tendo pensamentos suicidas, é importante procurar ajuda imediata ligando para seu médico ou um serviço de apoio como o CVV (188).

PARTE TRÊS

O socorro está à mão

CAPÍTULO 15

Conte comigo

Como ajudar uma pessoa querida em crise

Às vezes, não somos nós que enfrentamos questões de saúde mental, mas alguém muito próximo. Pode ser incrivelmente difícil ver amigos ou familiares com essa dificuldade, e podemos não saber o que dizer ou fazer, o que é algo compreensível.

Abaixo, apresento uma lista não exaustiva de sinais de que alguém querido pode estar com problemas relacionados à saúde mental:

- **Negligência com a higiene pessoal**: deixar de pentear o cabelo, de se vestir como antes, de tomar banho etc.
- **Retraimento**: não entrar mais em contato para conversar ou marcar encontros, ou cancelar planos com mais frequência do que o normal. Podemos notar mudanças nos padrões de mensagens de texto: um amigo que antes respondia rapidamente, agora responde de maneira infrequente.
- **Os olhos perderam o "brilho"**: eles não são mais felizes como costumavam ser. Podemos ter a sensação de que alguma coisa está errada.
- **Dificuldade para cumprir tarefas "corriqueiras"**: a pessoa diz que não conseguiu dormir ou que está dormindo

demais, ou que não consegue mais se concentrar no trabalho ou nos estudos.

- **Pouca consideração pela vida**: a pessoa adota comportamentos mais arriscados que o normal, como faltar ao trabalho ou à escola, beber ou usar drogas, dirigir de forma imprudente etc.
- **Mudanças corporais drásticas**: notamos perda ou ganho de peso significativo, ou marcas na pele que não têm explicação.
- **Comunicação indireta**: a pessoa quer discutir sentimentos de desesperança, raiva ou tristeza, ou fala sobre morte, mas se mostra chorosa ou distante nessa conversa; preocupa-se com coisas que antes não incomodavam ou que não têm probabilidade de acontecer.

Uma das coisas que os terapeutas procuram na apresentação de um caso é o conjunto de fatores de proteção do cliente. Esses fatores são as coisas que promovem uma boa saúde mental por meio da conexão, como saúde física e comportamentos saudáveis, forte identidade cultural e inclusão comunitária, pessoas que dependem de nós (crianças, pais idosos ou animais de estimação) e um sistema de apoio social (amigos, família, comunidade e colegas). E, quando um ente querido está sofrendo, podemos ser uma parte valiosa do sistema de apoio social dele, o qual é um dos melhores fatores de proteção que uma pessoa pode ter.

Um "apoio social" é uma pessoa a quem sentimos que podemos recorrer quando tudo dá errado. É alguém que nos ouve sem julgar, que nos abraça quando nem achamos que precisamos de um abraço e que mantém nossos sentimentos protegidos, porque isso é o que importa para nós. O problema é que, muitas vezes, é difícil reconhecer nosso apoio social em um momento de crise.

Quando você percebe que um ente querido está enfrentando dificuldades, é importante fazer uma verificação proativa. O que se pode fazer de mais importante é simplesmente lembrar a pessoa de que você está à disposição e que a ama. Lembre-se, mesmo que não tenha certeza do que dizer, ouvir pode ajudar. Uma resposta simples como: "Não sei o que dizer, mas estou aqui com você" já ajuda muito.

Dicas para ajudar um ente querido em crise

Abaixo, há alguns jeitos de ajudar alguém com quem nos importamos e acreditamos estar em crise.

Seja companheiro

Um "companheiro de saúde mental" é alguém com quem podemos entrar em contato quando temos um dia ruim. Quando nos denominamos oficialmente companheiro de saúde mental de um ente querido, estamos anunciando que ele pode entrar em contato conosco a qualquer momento para um bate-papo, e vice-versa.

Escolha um canal de contato preferencial e o estabeleça com seu ente querido. Crie um grupo "companheiros de saúde mental" no WhatsApp ou na DM do Instagram, como um lembrete de que vocês estão disponíveis um para o outro.

Inicie a conversa

Falar sobre sentimentos pode ser difícil, especialmente se não estamos habituados a isso. Escolher um momento em que a pessoa querida esteja relaxada a incentivará a se abrir. Apoiá-la significa conhecer o trauma e os gatilhos dela e trabalhar com eles da melhor maneira possível durante as conversas, dentro dos limites de nossa capacidade. Uma conversa bem-sucedida não nos leva a sacrificar nossas necessidades, segurança ou bem-estar para ajudar outra pessoa.

A linguagem que usamos ao apoiar quem precisa de nós é importante. Fazer perguntas abertas que incentivem a pessoa querida a responder com frases, em vez de "sim" ou "não", ajuda a entender de onde os sentimentos estão surgindo e a identificar quaisquer riscos de automutilação. Uma boa maneira é fazer perguntas abertas ("Como você está se sentindo hoje?"), em vez de fornecer opções ("Você ainda está se sentindo triste hoje?").

Em *A coragem para liderar*, Brené Brown escreve sobre a diferença entre empatia (sentir *com* as pessoas) e piedade (sentir *pelas* pessoas). A empatia impulsiona a conexão, enquanto a piedade promove desconexão. Não se preocupe com ser perfeito ou com a possibilidade de dizer a coisa errada, começar uma conversa é melhor que nada.

Seu amigo pode não se abrir com você imediatamente, mas vai saber que você estará disponível quando ele se sentir pronto para conversar. Não subestime a importância disso.

Não guarde segredo

É provável que a pessoa querida queira garantir o sigilo das conversas que temos com ela, mas, se surgirem tópicos como automutilação ou abuso, certamente devemos contar a alguém em quem confiamos. Ela pode ficar aborrecida de início, se descobrir a quebra de confiança, mas podemos estar salvando a vida dessa pessoa.

Ajude a pessoa a acessar a felicidade

É possível "ligar" as substâncias químicas da felicidade realizando tarefas simples.

O neurotransmissor dopamina é uma substância química que é liberada no sistema nervoso e nos ajuda a sentir prazer e gratificação. Ouvir música ou realizar uma atividade criativa com um ente querido que está em sofrimento pode liberar dopamina, além de incentivá-lo a buscar novas experiências ou realizar pequenas tarefas, como terminar um livro ou um quebra-cabeça.

Outro neurotransmissor é a serotonina, uma substância química da felicidade e do bem-estar que podemos liberar com exercícios físicos, meditação, alimentação saudável e até tomando sol. Considere levar seu ente querido a um piquenique no parque e a uma caminhada tranquila em seguida, isso pode melhorar a disposição dele.

Compartilhe recursos

Muitas vezes, compartilhamos interesses com nossos amigos, e podemos mergulhar fundo neles como um instrumento de contato quando um ente querido está em autoisolamento por questões de saúde mental. Compartilhe artigos ou memes que encontrar e de que sabe que eles vão gostar, ou um link para um podcast (feliz!) sobre um tópico que vocês já discutiram.

Tarefas simples podem parecer assustadoras quando estamos em crise. Mande para a pessoa querida uma caixa de presente com itens para usar no banho ou um kit de refeições prontas, de forma que as tarefas de se higienizar ou comer, que podem parecer impossíveis para ela, sejam facilitadas.

Você também pode compartilhar com seu ente querido os insights que teve ao ler *Terapia de bolso*, ou direcioná-lo para a página do Instagram @bare_therapy para acesso a insights e ferramentas aprovadas por terapeutas, diretamente do celular dele.

Lembre a pessoa do que é bom

Quando estamos em uma espiral e nos sentindo severamente deprimidos, é muito difícil ver o lado bom da vida. Tudo parece chato ou sem significado, e as coisas de que gostávamos passam despercebidas.

Lembrar nosso ente querido das coisas boas da vida pode ter impacto positivo em sua saúde mental ao separar fatos ("Algumas coisas são ruins") de ficção ("Tudo é péssimo").

Podemos ajudar compartilhando com ele coisas boas que estão acontecendo agora, como levá-lo a um parque para cães para ver filhotes correndo, ir à casa dele para assistir a um filme que amavam na infância ou mandar mensagens na lua cheia e dizer para ele sair para ver o céu.

Quando lembramos à pessoa para se concentrar no que é bom no presente, em vez de ficar presa ou lembrando o passado, mostramos que há coisas pelas quais vale a pena viver e que merecem ser aproveitadas, aqui e agora.

Encaminhe a pessoa para apoio profissional

Uma das coisas mais fáceis e melhores que podemos fazer por um ente querido que está com dificuldades é compartilhar com ele o contato de um terapeuta profissional ou pessoa de apoio (médico, assistente social ou professor) que achamos que pode ajudá-lo.

Use as dicas no capítulo "Buscar ajuda profissional" (páginas 255-265) para encontrar alguém com quem ele possa se sentir confortável e, então, compartilhe esses dados, de forma que ele possa decidir se deve ou não contratar um profissional. Se ambos se sentirem confortáveis, pode ser bom acompanhar seu ente querido à consulta como um apoio extra (você não precisa entrar na sala, basta estar lá antes e depois).

É possível que seu ente querido ainda não esteja pronto para considerar terapia, ou já esteja em terapia e precise apenas de suporte adicional quando estiver em crise. Se esse for o caso, compartilhe o número do CVV (188) para garantir que ele o tenha à mão, caso necessário. Você também pode ligar ou acessar o site do CVV caso cuidar do seu ente querido se torne pesado demais.

Lembre-se, em última análise, a escolha de buscar ou não apoio profissional e usar esse apoio para se curar é de seu ente querido. Não somos responsáveis pelo comportamento deles, mas podemos ajudá-los fornecendo os meios para falarem com alguém.

Comportamento nocivo não é legal, independentemente da origem. Se você está sendo prejudicado pelo ente querido que tenta apoiar, ou se essa pessoa está ameaçando atentar contra a própria vida, você tem motivos para ligar imediatamente para o número de emergência mais adequado (190, 192 ou 193).

Antes de viver a depressão e a doença mental tão diretamente, eu pensava que algumas pessoas só não se esforçavam o suficiente. Agora, penso o contrário. Acho que as pessoas que têm alguma doença mental são as mais fortes e corajosas de todos nós.

É muito importante entender e reconhecer que seu ente querido não escolheu se sentir assim. Alguém com a mente saudável pode se frustrar ou sentir que o ente querido não está se esforçando o suficiente para melhorar, ou ficar contrariado quando ele não colocar em prática tudo que aprendeu.

Quando alguém está doente, não tem necessariamente a motivação para melhorar, e isso significa, de maneira geral, não ter motivação para pôr em prática as ferramentas que aprendeu a usar para melhorar sua saúde mental.

Kelly, 39
Northern Rivers, Nova Gales do Sul

Compartilhe a lista a seguir com alguém que faz parte de sua vida e está enfrentando questões de saúde mental. Ela inclui atividades simples que podem ajudar a promover mais calma e felicidade. Algumas linhas foram deixadas em branco para a pessoa adicionar as próprias atividades.

FAZER MAIS	FAZER MENOS
Pisar na grama	Ouvir podcasts sobre crimes
Acionar o "não perturbe" no celular	Ler livros com enredos sobre abuso
Fazer minhas "Cinco coisas prazerosas" (veja a página 232)	Assistir aos noticiários
Respirar fundo de olhos fechados	Olhar as redes sociais sem um objetivo
Acender aquela vela aromática (em vez de guardá-la para um dia ruim)	Consumir muita cafeína
Ouvir música relaxante	Isolar-se e esconder-se de amigos/família
Tomar os remédios/vitaminas	Comer bobagem
Mandar mensagens para os amigos ou encontrá-los	Dormir de roupa suja ou em lençóis sujos

Às vezes, criar um espaço seguro para alguém que enfrenta problemas de saúde mental pode ter um impacto prejudicial sobre nós. Todo mundo sabe qual é a orientação que se recebe dos comissários de bordo antes da decolagem: ajustar a própria máscara de emergência antes de ajudar outra pessoa. Esta é uma boa analogia para lembrar quando apoiamos alguém que amamos e está sofrendo. Cuidar de nós mesmos enquanto cuidamos do outro é importante.

Por maior que sintamos amor por alguém, tentar manter essa pessoa bem pode ser cansativo. Para poder continuar apoiando um ente querido de maneira produtiva, é importante fazer uma autoavaliação enquanto permanecemos atentos ao outro.

Ser uma pessoa de apoio exige muito do indivíduo. É necessário aprendizado constante — tentar, errar e tentar novamente. Você precisa se observar de verdade e estabelecer limites, o que é difícil, quando tudo que quer é ajudar alguém. É preciso aprender continuamente: ler livros, ouvir podcasts, falar com seu ente querido e outros especialistas que possam dar apoio, ajudar a pessoa com alimentação, exercícios físicos e sono, ter o próprio terapeuta.

Kelly, 39
Northern Rivers, Nova Gales do Sul

Autoverificação

Depois que terminamos de conversar com um ente querido em crise, podemos ir para um aposento tranquilo e nos perguntar:

- Estou me sentindo bem? Estou sobrecarregado, ou ainda tenho alguma energia?
- Enquanto apoio a pessoa que amo, quem está me apoiando? Meu parceiro ou meu terapeuta precisam estar cientes disso, para que eu possa contar com eles?
- Posso fazer isso realisticamente agora ou preciso estabelecer um limite e me proteger indicando meu amigo ou familiar a outra pessoa que possa ajudá-lo?
- Posso continuar minhas atividades diárias, como o trabalho e compromissos familiares, enquanto apoio meu ente querido? Se essas atividades estão sofrendo algum impacto, por quanto tempo isso pode continuar?
- O que tenho feito pelo meu bem-estar mental ultimamente? O que posso fazer para criar um "terceiro espaço" e separar esse apoio de outros momentos do meu dia?
- Existe outra maneira de apoiar meu ente querido que não seja tão desgastante emocionalmente? Por exemplo, posso me

oferecer para limpar o quarto dele, levá-lo para um passeio agradável, deixar preparadas algumas refeições nutritivas?

Lembre-se, só devemos doar o que podemos. Até um pequeno apoio pode fazer uma grande diferença.

CAPÍTULO 16

Se você só ler um capítulo...

Dez pontos principais

Parabéns por chegar até aqui em *Terapia de bolso*! Isso mostra um comprometimento real com o trabalho de melhorar a si mesmo e a sua saúde mental. Muito bem. Não se esqueça de comemorar seu progresso e se recompensar por estar fazendo o que foi planejado.

Sem dúvida, você aprendeu muito sobre si mesmo e sobre terapia lendo este livro. Espero que tenha destacado e sublinhado as seções que deseja rever ou compartilhar com seus entes queridos mais tarde.

Para facilitar, a seguir, relaciono dez lições importantes de *Terapia de bolso*, redigidas como afirmações. O que acha de anotar sua favorita e colar na parede, de forma a se incentivar a colocar você e sua saúde mental sempre em primeiro lugar?

1. **FALAR SOBRE TERAPIA É BOM.** Pessoas de todas as áreas da vida se beneficiam quando se consultam com um terapeuta, embora nem todas tenham acesso a apoio profissional. Algumas pessoas têm um terapeuta regular que encontram uma vez por semana; outras têm alguém com quem conversam quando a vida fica difícil demais; e muitas estão pensando em fazer terapia, mas ainda não encontraram a pessoa certa

ou os recursos para pagar por ela. Não há nada de errado em procurar um terapeuta, ou contar às pessoas do seu círculo que você conta com um terapeuta para o apoiar, ou simplesmente falar sobre sua saúde mental com alguém de confiança (caso seja essa a sua escolha). Na verdade, isso mostra que você está dedicado a se tornar a melhor pessoa, a pessoa mais feliz que pode ser. Quanto mais falarmos sobre isso como sociedade, melhor todos seremos.

2. **TODO MUNDO TEM ALTOS E BAIXOS.** A vida nunca é só sol e arco-íris. Dias ruins acontecem por causa de alguma coisa que não se pode controlar, como perda ou luto, hormônios (especialmente para as mulheres), o que outra pessoa diz, um resultado ruim inesperado em uma prova, uma doença e até o clima. Não há nenhum problema se, às vezes, precisar de um pouco de apoio para superar os momentos difíceis da vida, seja de amigos, familiares, um terapeuta ou até de um tempo de qualidade com um animal de estimação. Acredite que isso é temporário e que os pontos altos voltarão em breve. Lembre-se também de que ninguém tem a vida ganha; a felicidade deriva de aceitar isso.

3. **EU NÃO SOU MEUS PENSAMENTOS.** Pensamentos intrusivos surgem quando menos esperamos. Isso não significa que correspondem à realidade. Lembre-se, todo mundo tem pensamentos assustadores ou um pouco desconfortáveis, mas não é necessário colocá-los em prática. Quando tiver um pensamento intrusivo que o fizer se sentir mal, é possível voltar ao presente e fazer alguns exercícios para ajudar a distinguir fatos de sentimentos. Não existe um estado de espírito permanente, e lembrar que "isso também vai passar" pode ajudar a superar os momentos mais difíceis.

4. **A FELICIDADE VEM DE INTERAGIR COM A VIDA.** Pesquisas mostram que pessoas que interagem com sua comunidade por meio de atividades sociais são mais felizes que aquelas que não interagem.[1] Com trabalho, escola, compromissos familiares e outros gatilhos externos ocupando muito do nosso tempo, às vezes esse tipo de envolvimento ativo pode parecer só mais uma coisa para adicionar à lista de tarefas. A melhor maneira de superar essa maneira de pensar é fazer da conexão um hábito de que você goste, encontrar uma maneira de interagir com a vida que lhe ofereça uma gratificação tangível que possa ver e que provoque uma sensação de realização. Pode ser cuidar de um animal de estimação e levá-lo para passear, plantar e cuidar de uma horta, ser voluntário no bazar local ou na cantina da escola, interagir ativamente com suas amizades, convidando os amigos para acompanhar você em tarefas como fazer compras de supermercado, ler um livro ao ar livre ou fazer algo com as mãos e sem uma tela (construir uma casa de bonecas, consertar um carro ou motocicleta, completar uma pintura por números ou um quebra-cabeça). As oportunidades de interagir com a vida são infinitas. O que você poderia fazer hoje para gerar um pouco de felicidade?

5. **VOU CONTINUAR VERIFICANDO COMO ESTOU.** De acordo com a segunda lição, a vida nem sempre é tranquila. Às vezes, você se sente ótimo depois de alguns meses estáveis "fazendo o trabalho", e, então, de repente, fica um pouco desanimado. Quando isso acontece, é preciso fazer uma autoverificação e perguntar se está seguindo todas as dicas e truques que aprendeu para regular as emoções, encontrar felicidade e viver de acordo com seus valores. Se você gosta de decisões e metas, definir um lembrete mensal para fazer essa autoverificação no primeiro dia de cada mês pode garantir que tal atitude tão

importante se torne um ritual. O que acha de definir alguns alertas diários agora mesmo?

6. **VOU ME CONCENTRAR NO QUE POSSO CONTROLAR.** Gatilhos externos podem afetar seu humor, se você permitir. É fácil ignorar gatilhos externos negativos quando sabemos que não podemos controlá-los e, em vez disso, direcionar o foco para o que é possível controlar. Quando algo o incomodar, desenhe um círculo (aproximadamente do tamanho da base de uma xícara de café) dentro de um círculo ainda maior (ou, melhor ainda, copie o modelo da página 35). No círculo menor, escreva o que você pode controlar. Alguns exemplos podem ser: "Minha reação", "Com quem passo meu tempo", "Que horas vou dormir", "Quantas vezes olho o celular" etc. No círculo maior, escreva o que está fora do seu controle. Alguns exemplos podem ser: "O que as pessoas falam de mim", "Posts de outras pessoas nas redes sociais", "O clima" etc. Agora, mude o foco para o círculo interno; quanto menos você ruminar sobre coisas que não controla (o círculo externo), menos importantes elas vão parecer. Tente não se preocupar com a incerteza da vida, essa é uma das melhores partes! Dê um passo de cada vez, um momento de cada vez, e divida grandes objetivos em outros menores para evitar a sobrecarga (e a sensação de perda de controle).

7. **MINHA PRIORIDADE É O BEM-ESTAR MENTAL.** Excluindo todo o resto, qual é a sua prioridade número um, a mais abrangente? Se é ser feliz e se sentir satisfeito com a vida, então o objetivo é ter o melhor bem-estar possível. Qualquer coisa que não colabore com a conquista desse objetivo deve ficar em segundo plano. Para desenvolver o hábito de priorizar o bem-estar mental, sempre que estiver prestes a fazer, dizer,

comprar ou tentar alguma coisa, você deve se perguntar: "Isso sustenta a vida que estou tentando criar?". Se a resposta for "não", ou se você tiver uma sensação estranha no estômago, é necessário reconsiderar as atitudes. Com essa prática constante, priorizar o bem-estar mental vai se tornar instintivo, e os benefícios serão sentidos na maioria das áreas da vida.

8. **VOU CONFIAR NO FRIO NA BARRIGA.** Muitas vezes, o "frio na barriga" aparece quando uma decisão precisa ser tomada. É uma sensação intuitiva que, na verdade, tem base na neurociência.[2] Confiar nesse frio na barriga é confiar em seus instintos — naquela bússola interna que o ajuda a distinguir o certo do errado. Quando falamos sobre bem-estar mental, "pressentimentos" como o frio na barriga podem ajudar a processar informações e a tomar uma decisão. É importante ressaltar que não temos essa sensação apenas na barriga. Quando as coisas parecem "estranhas", essa sensação pode se manifestar como um formigamento no corpo, palma das mãos suada, "borboletas" no estômago ou náusea, ou ainda tensão nos ombros e na mandíbula. Quando o "pressentimento" for positivo, podemos ter um momento de clareza, sentir que soltamos o ar depois de, aparentemente, ter prendido a respiração por muito tempo, ou sentir uma onda de calma nos invadir depois de tomarmos uma decisão. Aprender a prestar atenção à conexão mente-corpo é uma ótima ferramenta terapêutica.

9. **EU SOU AMÁVEL.** Todos são dignos de amor, e você não é exceção. Você pode ser um grande amigo, uma estrela no seu time de basquete, um colaborador importante no trabalho. Mas ser amável não tem a ver com talentos e boas qualidades — ser amável é inerente, não é algo que se deve sentir que

precisa conquistar ou que depende dos outros. É possível duvidar de que se é digno de amor por causa de experiências na infância que o deixou com dúvidas, ou de experiências na vida adulta que abalam a autoconfiança. Mas aprender a se amar — inclusive trabalhando a autoestima com as dicas deste livro — pode ajudar a aumentar a confiança e a força mental.

10. **VOU ENCONTRAR O TERAPEUTA CERTO PARA MIM.** Encontrar o terapeuta certo leva tempo. Pode-se passar por nove terapeutas diferentes antes de encontrar aquele que é uma boa opção. Tudo bem, porque o terapeuta certo é aquele com quem você vai construir uma boa parceria e com quem estará empolgado para compartilhar sentimentos, sabendo que ele poderá dar apoio para você ter mais bem-estar. Não é nenhum problema "terminar" com o terapeuta, se ele não for o certo para você, procure no Google ou peça a amigos indicações de como encontrar um profissional mais adequado para apoiá-lo (veja algumas dicas no próximo capítulo). Também não tem problema nenhum em pedir o apoio daqueles em quem confia, se não tiver recursos para se consultar com um terapeuta agora. Falar sobre a saúde mental é muito melhor do que manter o desconforto guardado dentro de você.

Agora que você conhece as dez dicas principais para se tornar uma versão mais feliz e mais saudável de si mesmo, como se sente?

CLASSIFIQUE SUA AUTOESTIMA

☹ ② ③ ④ ⑤ ⑥ ⑦ ⑧ ⑨ ☺

CAPÍTULO 17

Buscando ajuda profissional

Como encontrar um terapeuta

Agora que você teve uma amostra do que a terapia pode fazer para proteger e nutrir sua saúde mental, talvez queira buscar ajuda profissional de um terapeuta qualificado para uma abordagem mais profunda e personalizada. Trabalhar com terapeutas dá acesso a orientação profissional personalizada que pode ajudá-lo a se livrar de bloqueios mentais, identificando, desafiando e trabalhando pensamentos, sentimentos e comportamentos inúteis.

Mas por onde começar a busca por ajuda profissional? Seguem algumas dicas úteis, caso você esteja pensando em contratar um terapeuta.

Começando a busca

Há várias fontes muito boas para encontrar terapeutas. Estas três são excelentes pontos de partida:

- **Buscadores**: o bom e velho Google funciona perfeitamente para localizar um terapeuta perto de você. Digite "terapeuta perto de mim" ou "psicólogo perto de mim" para começar uma busca mais ampla, acrescentando termos adicionais (por exemplo, "feminino", "libanês", "cristão", "LGBTQIAPN+"), dependendo de seus desejos específicos, para encontrar alguém que tenha uma visão de mundo semelhante à sua. Observe que tarifas, gênero e opções de pagamento nem sempre são anunciados no site de um terapeuta. É aqui que fazer contato para se informar desempenha um papel importante (veja a próxima seção para saber mais sobre isso).

- **Amigos e familiares**: é pouco ortodoxo, principalmente se você não estiver acostumado a falar de sentimentos ou saúde mental com as pessoas mais próximas, mas se seu amigo recomendar um terapeuta e você se der bem com esse amigo, é provável que você também se dê bem com o terapeuta dele. Tem receio de que ele conte sobre sua sessão? O terapeuta segue a ética determinada por seu órgão regulador e é proibido de revelar qualquer coisa da sessão a quem quer que seja. É melhor contar se você foi encaminhado ao terapeuta por alguém que ele já está atendendo ou atendeu, para que o terapeuta possa decidir se ele, e você, ficarão confortáveis. Se um dos dois não se sentir à vontade, ele terá uma rede de colegas com ideias semelhantes para os quais você pode ser encaminhado.

Você pode usar esses métodos para encontrar um terapeuta que atenda às suas necessidades. É útil considerar quais podem ser essas necessidades antes de fazer a pesquisa. Talvez você queira um terapeuta que se identifique com o mesmo gênero que você, ou que atenda mais perto do seu local de trabalho para que possa ir à sessão a caminho de casa, ou que seja oriundo da sua cultura para entender suas nuances únicas, ou ainda que seja especialista na sua área de preocupação (imagem corporal, estresse, relacionamentos etc.). Depois de usar filtros e termos de pesquisa para restringir as opções, basta um simples formulário da web, um e-mail ou telefonema para obter mais informações e verificar se o profissional está disponível para atender um novo cliente.

Verificar a disponibilidade de um terapeuta

Terapeutas atendem clientes regularmente e com frequência, por isso, muitos não conseguem aceitar novos clientes. É possível que você tenha que entrar em contato com vários terapeutas de sua lista até encontrar um que (a) atenda às suas necessidades e (b) tenha um horário livre para marcar uma sessão com você.

Aqui vai um ótimo modelo de e-mail para entrar em contato e verificar se o terapeuta tem disponibilidade:

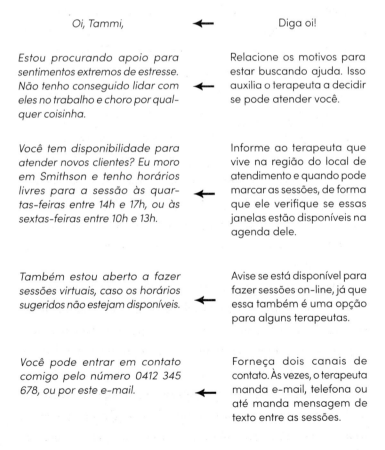

Oi, Tammi, ← Diga oi!

Estou procurando apoio para sentimentos extremos de estresse. Não tenho conseguido lidar com eles no trabalho e choro por qualquer coisinha. ← Relacione os motivos para estar buscando ajuda. Isso auxilia o terapeuta a decidir se pode atender você.

Você tem disponibilidade para atender novos clientes? Eu moro em Smithson e tenho horários livres para a sessão às quartas-feiras entre 14h e 17h, ou às sextas-feiras entre 10h e 13h. ← Informe ao terapeuta que vive na região do local de atendimento e quando pode marcar as sessões, de forma que ele verifique se essas janelas estão disponíveis na agenda dele.

Também estou aberto a fazer sessões virtuais, caso os horários sugeridos não estejam disponíveis. ← Avise se está disponível para fazer sessões on-line, já que essa também é uma opção para alguns terapeutas.

Você pode entrar em contato comigo pelo número 0412 345 678, ou por este e-mail. ← Forneça dois canais de contato. Às vezes, o terapeuta manda e-mail, telefona ou até manda mensagem de texto entre as sessões.

Obrigada,
Jane Smith   ←   Despeça-se!

Se um terapeuta não tem disponibilidade para atender novos clientes, geralmente indica outro entre seus conhecidos ou em sua área.

Decidir qual terapeuta é certo para você

Nem sempre se encontra o terapeuta certo na primeira tentativa. Quando comecei a procurar um, demorei para achar o mais adequado. Já tive terapeutas homens que invalidaram meus problemas típicos de mulher, tive dificuldade para manter uma parceria com terapeutas em consultórios chiques quando queria falar sobre ansiedade de *status,* e já tive terapeutas que cobravam preços exorbitantes que eu simplesmente não conseguia pagar naquele momento da minha vida. Manter as próprias necessidades em mente ao procurar e entrar em contato com possíveis terapeutas pode colaborar para evitar incompatibilidades.

Conformidade e consistência são as melhores garantias de sucesso em qualquer jornada de bem-estar, seja com exercício físico, alimentação saudável ou terapia. Isso significa comparecer regularmente, cumprir uma programação definida e "fazer o trabalho". E você não vai querer fazer nada disso se o terapeuta não for compatível!

O mais importante quando decidir dizer "sim" ao terapeuta é sentir-se confortável. A maioria deles oferece uma sessão de "teste" para ver se ambos se sentem bem com a parceria. Geralmente, é uma ligação telefônica gratuita e sem compromisso que dura de 10 a 15 minutos, na qual eles contam um pouco sobre a terapia (o estilo que usam, há quanto tempo atendem, tipos de clientes e problemas em que são especialistas etc.) e você conta um pouco sobre si mesmo e seus motivos para buscar ajuda. Depois de algumas perguntas, você fica livre para decidir se quer agendar a primeira sessão, se prefere pensar um pouco e agendar depois ou se não vai agendar com ele.

Se for o caso de não agendar e você simplesmente não gostou do primeiro terapeuta com quem teve a sessão de teste, não permita que isso interrompa sua busca por ajuda profissional. Existem muitos terapeutas fantásticos por aí, você encontrará um que funcione, eu garanto!

Perguntas para fazer a um terapeuta

Quinze minutos parecem muito tempo quando se está conversando com alguém casualmente, mas a verdade é que esse tempo pode passar muito rápido. Ter uma lista de perguntas que você quer fazer ao possível terapeuta na ligação de teste ajuda a manter você, e ele, no caminho certo e garantir que você possa tomar uma decisão informada após desligar o telefone.

Seguem alguns exemplos de perguntas e por que você deve fazê-las.

Em que dias e horários você atende? ←	Descubra se a disponibilidade dele está de acordo com a sua.
Oferece sessões virtuais e presenciais? ←	Se não estiver bem e não puder comparecer pessoalmente, saiba que há outra opção. Muitos terapeutas começaram a oferecer sessões on-line em 2020 e mantiveram a alternativa.
Você faz terapia? ←	Embora não seja um fator decisivo, um terapeuta que faz terapia está comprometido com o desenvolvimento do trabalho dele mesmo, o que é sempre um bom sinal.

Que tipo de formação você teve? ←

Isso ajuda a entender se ele tem experiência nas áreas em que afirma ser especialista e se está atualizado nas competências mais recentes. Saiba que a maioria das organizações da área têm requisitos de treinamento profissional continuado (TPC) para garantir que os membros estejam sempre aprendendo.

Que modalidades você pratica? ←

Descubra que tipo de terapia e atividades você pode esperar se decidir trabalhar com ele.

De que organizações você é membro? ←

Terapeutas australianos* têm que se associar a uma organização da área, o que ajuda a acompanhar suas horas de TPC e horas de supervisão (uma espécie de mentoria). As organizações incluem a Psychotherapy and Counselling Federation of Australia (PACFA), a Australian Counselling Association (ACA), a Australian Psychological Society (APS), o Australian Psychology Accreditation Council (APAC) e outras. Seu terapeuta também pode fazer parte de uma organização relacionada à sua área de prática especializada.

Você atende LGBT-QIAPN+/cristãos/negros? ←

Embora o trabalho do terapeuta deva ser livre de julgamentos e acolher a todos os clientes com atenção positiva incondicional, você pode se sentir mais confortável se compartilharem dos mesmos valores ou do mesmo histórico cultural que o seu. Fazer essa pergunta pode garantir que você se sinta seguro para se abrir sobre suas preocupações.

---

* No Brasil, os psicólogos devem ser credenciados no CRP (Conselho Regional de Psicologia) do estado em que atuam. (N.E.)

Quanto você cobra e qual é sua política de cancelamento? ←

Terapeutas são requisitados, então é importante que eles tenham honorários definidos e uma política de cancelamento para garantir o aproveitamento máximo de seu tempo. Pergunte ao terapeuta quanto ele cobra por sessão e qual é sua política de cancelamento, assim vai poder ter certeza de que ele é uma opção sustentável para você. Um exemplo de política de cancelamento é: 50% do valor da sessão se você cancelar com até quarenta e oito horas de antecedência, e 100% se você cancelar menos de quarenta e oito horas antes da sessão, ou se não comparecer, ou chegar mais de dez minutos atrasado para a sessão.

Como você armazena os registros de seus clientes? ←

As informações que você fornece na terapia costumam ser muito sensíveis. O terapeuta faz anotações para garantir que vai conseguir continuar de onde você parou na sessão anterior e acompanhar padrões de pensamentos, sentimentos e comportamento, o que permite um trabalho melhor em longo prazo. Sendo assim, você tem o direito de saber como os dados do cliente são tratados.

Armários trancados, arquivos digitais criptografados e servidores protegidos geralmente são áreas seguras para armazenar registros de clientes. No entanto, cabe a você decidir se se sente confortável com a resposta do terapeuta a essa pergunta.

Como você vai saber se demos certo? Como vai saber se estamos progredindo? ←

Fazer essas perguntas permite que o terapeuta discuta com você como ele acompanhará o progresso. Ele pode dizer que gosta de verificar regularmente com o cliente para saber se ele está confortável com o progresso, ou pode oferecer um relato confidencial (com um nome alterado) de uma ocasião em que ele não "teve liga" com um cliente anterior, e a parceria foi encerrada em comum acordo.

Seja qual for a resposta, faça a mesma pergunta a si mesmo: como vai avaliar se ele é adequado para você e se as sessões valem o dinheiro pago por elas?

Encerrando a parceria com o terapeuta

Da mesma forma que não tem problema não agendar uma sessão depois de uma conversa por telefone na sessão teste, também não tem problema se você trocar de terapeuta caso sinta que ele não está mais atendendo às suas necessidades.

As sessões de terapia são pessoais, e você pode sentir que tem um relacionamento especial com o terapeuta e que ele vai levar para o lado pessoal se você "romper" com ele ao pedir para encerrar o relacionamento. Tenha em mente que o terapeuta é um profissional, e, se ele atende há algum tempo, você provavelmente não é o primeiro cliente que decidiu parar de encontrá-lo. Um terapeuta sempre vai preferir que o cliente esteja envolvido com o trabalho, então, se você não sente mais esse engajamento, é provável que ele se sinta feliz por saber que você vai procurar outra pessoa que possa lhe dar um apoio melhor.

Você deve simplesmente sumir e não marcar a próxima sessão? Não. Da mesma forma que você está tentando melhorar, seu terapeuta também está. Encerrar o relacionamento terapêutico por e-mail, telefonema ou mesmo no final da última sessão dá a ele a oportunidade de perguntar o motivo e melhorar seu trabalho para futuros clientes. É claro, você não tem a obrigação de dar essa oportunidade ao seu terapeuta, mas ele certamente vai ficar grato por ela.

Muitos amigos meus não têm dinheiro nem tempo para procurar a ajuda de um profissional para falar sobre a própria saúde mental. Muitos amigos também não têm o apoio dos pais para obter ajuda, e eles acham que seus problemas de saúde mental, como ansiedade e depressão, não são tão sérios quanto realmente são. Consultar um terapeuta seria um ótimo primeiro passo.

**Jane, 24 Perth,
Austrália Ocidental**

Pagar a terapia

Fazer terapia pode ser caro (por isso você está com este livro em mãos!), mas é um investimento em você que vale a pena. Para entender o custo da terapia, compare com ir à academia, escovar os dentes, sair com os amigos ou consumir alimentos nutritivos — a terapia é um hábito que ajudará você a ser a sua melhor versão e, no final das contas, a mais feliz.

Dito isso, existem algumas maneiras de arcar com o custo de sessões de terapia para torná-las um pouco mais possíveis de assumir. Aqui vão algumas dicas:

- Pense se precisa de sessões semanais, ou se pode torná-las quinzenais ou até mesmo mensais. Às vezes, em tempos de crise, você pode precisar de sessões mais regulares, mas é totalmente aceitável informar ao terapeuta que você quer mudar sua agenda e ter um espaço maior entre as sessões.
- Converse com seu médico sobre um plano de tratamento para sua saúde mental. Quando for se consultar com seu

médico, ele vai pedir para você preencher um questionário registrando como se sentiu nos últimos dias. Se ele concordar com a necessidade de apoio adicional, vai criar com você um plano, que geralmente inclui o encaminhamento para um psicólogo. Este encaminhamento permitirá que você reivindique parte dos valores de até dez sessões* com um profissional de saúde mental por ano.[1]

- Use o apoio oferecido por sua escola, universidade, local de trabalho ou comunidade:
    - Muitas escolas de ensino médio têm terapeutas, capelães ou psicólogos na equipe que podem oferecer apoio em um lugar seguro para conversar, e até encaminhar você e/ou sua família para profissionais fora da escola.
    - Da mesma forma, muitas universidades oferecem sessões de terapia gratuitas para alunos ou sessões com desconto para ex-alunos, pesquise no site da universidade ou fale com seu conselho estudantil para saber mais.
    - O Programa de Assistência ao Funcionário (PAF) é um serviço voluntário e confidencial que muitas empresas mantêm para auxiliar funcionários com problemas pessoais e/ou no local de trabalho que podem afetar o desempenho no trabalho. Verifique com a equipe do RH ou com o gerente para saber se seu local de trabalho tem um PAF.
    - Grupos comunitários, às vezes, oferecem apoio à saúde mental por meio de educação e/ou recursos, particularmente para os membros mais vulneráveis.

---

* No Brasil, em 2022, a ANS pôs fim ao limite de sessões para atendimentos em psicologia impostos pelos planos de saúde. Saiba mais em: https://www.gov.br/ans/pt-br/assuntos/noticias/periodo-eleitoral/ans-acaba-com-limites-de-cobertura-de-quatro-categorias-profissionais. (N.E.)

Linhas de apoio em situação de crise

Se precisar de assistência imediata ou apoio para crise, entre em contato com os seguintes serviços e informe a seu companheiro de saúde mental (veja página 241 para mais informações sobre companheiros de saúde mental). Se você estiver precisando de ajuda, entre em contato com:

- CVV 188 ou acesse o site para saber mais: https://cvv.org.br.
- SAMU 192.
- UPA da sua cidade.
- CAPS (Centro de Atenção Psicossocial) da sua cidade.
- Alcoólicos Anônimos (A.A.), acesse o site https://aa.org.br para mais informações ou para procurar grupos próximos a você.
- Narcóticos Anônimos (N.A.), acesse o site https://na.org.br para mais informações.
- Mapa Saúde Mental, acesse o site https://mapasaudemental.com.br para ter acesso a lista de locais para buscar ajuda, seja on-line ou presencialmente, de forma gratuita.
- Pronto-socorro.

Um lugar seguro para seus pensamentos

A mente é uma coisa bonita. Escrever seus pensamentos pode revelar o que é importante para você e quais são suas esperanças. Isso pode até ajudar você a colocar seus planos e ideias em ação.

Às vezes, porém, pensamentos podem ser arrasadores. Quando nos concentramos repetidamente em pensamentos negativos, eles podem começar a parecer "verdadeiros" ou "reais", mesmo quando não é o caso. Você pode interromper o ciclo de pensamentos intrusivos antes que eles se tornem prejudiciais, tirando-os da cabeça e colocando-os no papel, onde poderá entendê-los de uma perspectiva diferente.

Use as páginas seguintes para anotar seus pensamentos, fazer listas e desenhar enquanto trabalha com *Terapia de bolso*. Nunca se sabe que tendências e padrões você pode encontrar.

Notas

CLASSIFIQUE SUA AUTOESTIMA

☹ ② ③ ④ ⑤ ⑥ ⑦ ⑧ ⑨ ☺

CLASSIFIQUE SUA AUTOESTIMA

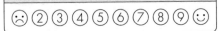

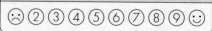

_____

_____

_____

_____

_____

_____

_____

_____

_____

_____

_____

_____

_____

_____

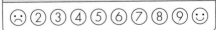

CLASSIFIQUE SUA AUTOESTIMA

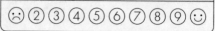

_____
_____
_____
_____
_____
_____
_____
_____
_____
_____
_____
_____
_____
_____
_____

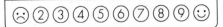

CLASSIFIQUE SUA AUTOESTIMA

☹ ② ③ ④ ⑤ ⑥ ⑦ ⑧ ⑨ ☺

_____

_____

_____

_____

_____

_____

_____

_____

_____

_____

_____

_____

CLASSIFIQUE SUA AUTOESTIMA

☹ ② ③ ④ ⑤ ⑥ ⑦ ⑧ ⑨ ☺

_____

_____

_____

_____

_____

_____

_____

_____

_____

_____

_____

_____

_____

CLASSIFIQUE SUA AUTOESTIMA
☹ ② ③ ④ ⑤ ⑥ ⑦ ⑧ ⑨ ☺

Glossário

Melhore seu vocabulário de saúde mental com esta lista de termos comuns em terapia:

Abuso: tratamento físico, mental ou emocional cruel e violento contra uma pessoa; **de substâncias**: uso impróprio de alguma coisa, como drogas ou álcool. Também conhecido como **uso.**

Aconselhamento: assistência e orientação profissional na resolução de problemas pessoais ou psicológicos.

Ambivalência: presença de duas ideias, atitudes ou emoções conflitantes que reduzem a prontidão para mudar.

Ansiedade: estado emocional crônico e complexo, com apreensão ou medo como componente mais relevante; característico de vários transtornos nervosos e mentais.

Ato de significação: ato ou processo de entender como alguém existe e se relaciona com o mundo.

Autoestima: confiança no próprio valor ou em suas habilidades.

Bem-estar: o estado de se sentir confortável, saudável ou feliz.

Bem-estar mental: sentimento de estar equilibrado, conectado aos outros e pronto para enfrentar os desafios da vida.

Bloqueios: restrições internas emocionais e psicológicas que impedem a pessoa que busca ajuda de seguir em frente.

Câmara de eco: ambiente onde a pessoa só encontra informações ou opiniões que refletem e reforçam as dela.

Centrada na pessoa: abordagem desenvolvida por Carl Rogers, em que a ênfase é colocada na relação terapêutica e em devolver ao cliente o que ele disse.

Cliente: pessoa que procura a ajuda de um terapeuta. Anteriormente, conhecido como **paciente**.

Cognição: ação mental ou processo de aquisição de conhecimento e compreensão por meio de pensamento, experiência e sentidos.

Comparação: compulsão de comparar as próprias realizações com as de outra pessoa.

Comportamento: o jeito como uma pessoa ou um animal age.

Confidencialidade: responsabilidade do terapeuta de guardar as informações pessoais de um cliente.

Congruente: autêntico, integrado e completo como pessoa. Oposto de **incongruente**.

Consentimento informado: o processo de aceitar se envolver no processo de terapia com pleno conhecimento de suas vantagens e possíveis consequências.

Contratransferência: reações e projeções emocionais do terapeuta no cliente, muitas vezes influenciadas por suas próprias experiências.

Crenças: ideias que uma pessoa aceita como verdade.

Cultura: coleções distintas de atitudes, costumes, crenças e comportamentos de um grupo específico.

Depressão: transtorno de humor que causa sentimento persistente de tristeza e perda de interesse. Também conhecido como transtorno depressivo grave.

Doença mental: condição que causa transtornos sérios no comportamento ou pensamento do indivíduo.

Emoção: reação mental consciente experimentada de maneira subjetiva como um sentimento forte, geralmente direcionado a um objeto específico; costuma ser acompanhada por mudanças fisiológicas e comportamentais.

Empatia: capacidade de entender e compartilhar os sentimentos de outra pessoa.

Entrevista motivacional: abordagem terapêutica que utiliza os princípios e estratégias da terapia centrada na pessoa e da terapia cognitivo-comportamental, com o objetivo de aumentar a motivação do indivíduo para mudar.

Escala de Sofrimento Psicológico de Kessler: medida simples de sofrimento psicológico; também conhecida como K10.

Esgotamento (Burnout): estado de completa exaustão mental, física e emocional, geralmente decorrente de excesso de trabalho.

Esquema: codificação mental de experiência que inclui uma maneira organizada específica de perceber de maneira cognitiva uma situação complexa ou um conjunto de estímulos e responder a eles.

Esteira hedônica: termo em psicologia para a tendência de uma pessoa de nunca ficar verdadeiramente feliz com seu sucesso, buscando um prazer após o outro e expulsando o que representa ser "feliz".

Estigma: marca de vergonha associada a uma circunstância, qualidade ou pessoa específica.

Estresse pós-traumático: efeitos emocionais e psicológicos que surgem depois de uma crise grave.

Externalizar: dar existência ou forma externa a uma emoção ou problema. Comumente usado em **terapia narrativa.**

Físico: relacionado ao corpo em oposição à mente; relacionado a coisas percebidas de maneira tangível pelos sentidos.

Fluxo: estar "na zona", um estado mental em que se está inteiramente imerso em um sentimento de foco energizado, envolvimento pleno e prazer no desempenho de uma atividade.

Gatilho: causa de uma resposta emocional, geralmente externa ao self.

Hormônio: substância reguladora produzida no organismo e transportada por fluidos teciduais, como o sangue, para estimular células ou tecidos específicos à ação.

Inibidor seletivo de recaptação de serotonina (ISRS): droga antidepressiva comum que inibe a reabsorção de serotonina pelos neurônios, aumentando a disponibilidade de serotonina como neurotransmissor.

Integrada: abordagem terapêutica que envolve a integração de habilidades de diferentes fontes terapêuticas.

Interpessoal: relativo a relacionamentos ou comunicação entre pessoas.

Janela de tolerância: região em que a pessoa é mais capaz de se desenvolver, apesar de situações externas.

Letramento em saúde: acesso, compreensão e utilização de informações sobre saúde para beneficiar a própria saúde.

Limites: regras ou fronteiras definidas que uma pessoa estabelece para proteger sua segurança e bem-estar no convívio com outras pessoas.

Luto: tristeza intensa causada especialmente por morte de uma pessoa ou outro tipo de perda.

Manual Diagnóstico e Estatístico de Transtornos Mentais: livro usado por profissionais de saúde como guia oficial para o diagnóstico de transtornos mentais. Também conhecido como DSM-5.

Mental: relacionado à mente e aos transtornos da mente.

Mindfulness: estado mental alcançado quando se foca a mente no momento presente enquanto se reconhece e aceita com tranquilidade sentimentos, pensamentos e sensações corporais.

Narrativa: história cheia de significado pessoal que uma pessoa conta sobre ela mesma e outros.

Pensamento: ideia ou opinião produzida por reflexão, ou que surge de repente na mente.

Plano de tratamento de saúde mental: plano criado por um médico para uma pessoa com um transtorno de saúde mental, descrevendo as metas para o tratamento. Também conhecido como **plano de saúde mental**.

Praticante: pessoa ativamente engajada no exercício profissional da terapia; termo alternativo para **profissional**.

Problema apresentado: razão inicial para a pessoa buscar ajuda de um terapeuta.

Psicologia: estudo científico da mente humana e suas funções, especialmente aquelas que afetam o comportamento em dado contexto.

Psicoterapia: tratamento de transtornos por métodos psicológicos.

Psiquiatria: ramo da medicina que se ocupa do estudo, diagnóstico e tratamento de doenças mentais.

Questionamento socrático: diálogo disciplinado e ponderado entre duas ou mais pessoas.

Parceria: relacionamento próximo e harmonioso no qual as pessoas ou grupos envolvidos entendem os sentimentos ou ideias umas das outras e se comunicam bem.

Reformulação: habilidade para incentivar mudanças na maneira como uma pessoa percebe eventos ou situações.

Regulação emocional: processo interno complexo de modulação da excitação emocional, que envolve a capacidade de identificar, entender e equilibrar as próprias emoções para funcionar, cumprir objetivos e melhorar relacionamentos.

Saúde mental: condição do indivíduo em relação ao seu bem-estar psicológico e emocional.

Self: o ser essencial do indivíduo que o distingue dos outros, especialmente quando considerado como parte da introspecção por meio da terapia.

Sentimentos: estados ou reações emocionais.

Sessão: interação entre cliente e terapeuta realizada individualmente ou em grupo.

Sociedade: grupo de pessoas que vivem juntas em um sistema social específico ou que são consideradas um grupo.

Somático: relacionado ao corpo, distinto da mente.

Substâncias: ilegais, prescritas ou de venda livre e álcool.

Suicídio: ato de tirar a própria vida.

Terapia: tratamento de condições mentais por comunicação verbal e interação.

Terapia verbal: tratamento de transtornos mentais, emocionais, de personalidade e comportamentais que usa métodos como discussão, escuta e aconselhamento.

Trabalho de sombra: processo de se tornar consciente de um aspecto do subconsciente.

Transferência: processo em que o cliente se comporta com o terapeuta como se este fosse uma pessoa importante de seu passado, geralmente um dos pais.

Transtorno de humor: transtorno em que o estado emocional geral ou humor é distorcido ou inconsistente com as circunstâncias da pessoa e interfere em sua capacidade de funcionar.

Transtorno de uso de substâncias: transtorno em que a pessoa faz uso descontrolado de substâncias, apesar das consequências prejudiciais.

Transtorno mental: perturbação clinicamente significativa na cognição, regulação emocional ou comportamento do indivíduo.

Trauma: experiência profundamente angustiante ou perturbadora; resposta emocional duradoura que muitas vezes resulta da experiência de um evento angustiante.

Valores: princípios ou padrões de comportamento considerados importantes, que orientam a tomada de decisões e o comportamento.

Vício: condição em que se ingere substâncias nocivas (drogas, álcool) e é incapaz de interromper o uso.

Fontes

Capítulo 1 — O terapeuta chegou

1. THERAPY costs. *Psychotherapy and Counselling Federation of Australia*. Disponível em: https://www.pacfa.org.au/community-resources/therapy-costs. Acesso em: 5 abr. 2025. E: *HOW much does seeing a psychologist cost?* Australian Psychological Society, 2023. Disponível em: https://psychology.org.au/psychology/about-psychology/what-it-costs. Acesso em: 5 abr. 2025.

2. UNDERSTANDING the costs of mental health services. *Health Direct*. Disponível em: https://www.healthdirect.gov.au/understanding-the-costs-of-mental-health-services. Acesso em: 5 abr. 2025.

Capítulo 2 — Por que me sinto tão mal agora?

1. MASLOW, A. H. *Motivation and personality*. Nova York: Harper & Row Publishers, 1954.

2. LONG covid. *NSW Government*. Disponível em: https://www.nsw.gov.au/covid-19/testing-managing/long-covid. Acesso em: 5 abr. 2025.

3. JOB mobility. *Australian Bureau of Statistics*. Disponível em: https://www.abs.gov.au/statistics/labour/jobs/job-mobility/latest-release. Acesso em: 5 abr. 2025.

4. SURVEY results: National study of the impact of climate-fuelled disasters on the mental health of Australians. *Climate Council*. Disponível em: https://www.climatecouncil.org.au/resources/survey-results-climate-disasters-mental-health/. Acesso em: 5 abr. 2025.

5. *Ibidem.*

6. OXYTOCIN: the love hormone. *Harvard Health*. Disponível em: https://www.health.harvard.edu/mind-and-mood/oxytocin-the-love-hormone. Acesso em: 5 abr. 2025. E: DOPAMINE: the pathway to pleasure. *Harvard Health*. Disponível em: https://www.health.harvard.edu/mind-and-mood/dopamine-the-pathway-to-pleasure. Acesso em: 5 abr. 2025.

7. TUCKER, A; SGOBBA, C. How to find relief if your muscles are sore after a workout. *SELF*. Disponível em: https://www.self.com/story/how-deal-post-workout-muscle-soreness-really-painful. Acesso em: 5 abr. 2025.

8. BECK, D.; BECK, J. *The pleasure connection*. Palo Alto: Synthesis Press, 1987.

Capítulo 3 — Dr. Google e diagnósticos #EmAlta

1. HALTIGAN, J. D.; PRINGSHEIM, T. M.; RAJKUMAR, G. Social media as an incubator of personality and behavioral psychopathology: symptom and disorder authenticity or psychosomatic social contagion? *Comprehensive psychiatry*, v. 121, 152362, 2023. Disponível em: https://doi.org/10.1016/j.comppsych.2022.152362. Acesso em: 6 abr. 2025.

2. Esther Perel on navigating love and relationships at the FTWeekend Festival. 2023. Vídeo (48min9s). Publicado pelo canal FT Live. Disponível em: https://www.youtube.com/watch?v=BjdvwbJyyxo. Acesso em: 5 abr. 2025.

3. HEADSPACE; COLMAR BRUNTON. *Headspace National Youth Mental Health Survey*. Melbourne: Headspace, 2018. Disponível em: https://headspace.org.au/assets/headspace-National-Youth-Mental-Health-Survey-2018.pdf. Acesso em: 6 abr. 2025.

4. STUART, H. Media portrayal of mental illness and its treatments. *CNS Drugs*, v. 20, n. 2, p. 99–106, 2006. Disponível em: https://doi.org/10.2165/00023210-200620020-00002. Acesso em: 6 abr. 2025.

Capítulo 4 — TCC, TCD, TAC... PQP?

1. ROGERS, C. *Client-centered therapy*. Londres: Robinson Press, 1951; 2007.

2. GOTTLIEB, L. *Talvez você deva conversar com alguém*: uma terapeuta, o terapeuta dela e a vida de todos nós. Belo Horizonte: Vestígio, 2020.

286

3. *WE must stamp out stigma and discrimination if we are to improve our mental health*. *Mental Health Australia*, 12 maio 2022. Disponível em: https://mhaustralia. org/media-releases/media-release-we-must-stamp-out-stigma-and-discrimination-if--we-are-improve-our. Acesso em: 6 abr. 2025.

4. *MENTAL health care and Medicare. Australian Government*, 29 jun. 2023. Disponível em: https://www.servicesaustralia.gov.au/mental-health-care-and-medicare?context=60092. Acesso em: 6 abr. 2025.

Capítulo 7 — Oi, pequenino

1. KROCKOW, E. M. How many decisions do we make each day? *Psychology Today*, 7 set. 2018. Disponível em: https://www.psychologytoday.com/au/blog/stretching--theory/201809/how-many-decisions-do-we-make-each-day. Acesso em: 6 abr. 2025.

2. BRADSHAW, J. *Homecoming: Reclaiming and championing your inner child*. Bantam Books, 1990.

3. BERRY, W. Raising your inner child. *Psychology Today*, 19 fev. 2017. Disponível em: https://www.psychologytoday.com/au/blog/the-second-noble-truth/201702/raising-your-inner-child. Acesso em: 6 abr. 2025.

Capítulo 8 — Todos os sentimentos

1. BREIT, S. *et al*. Vagus nerve as modulator of the brain–gut axis in psychiatric and inflammatory disorders. *Frontiers in psychiatry*, v. 9, p. 44, 2018. Disponível em: https://doi.org/10.3389/fpsyt.2018.00044. Acesso em: 6 abr. 2025.

Capítulo 9 — Conexões significativas

1. LEVINGER, G. Toward the analysis of close relationships. *Journal of Experimental Social Psychology*, v. 16, n. 6, p. 510–544, 1980. Disponível em: https://doi.org/10.1016/0022-1031(80)90056-6. Acesso em: 6 abr. 2025.

2. KAUR, Sim. [Posted in my Mazda, hopefully will record in a Urus one day]. 19 ago. 2023. Instagram: girlsthatinvest. Disponível em: https://www.instagram.com/p/CwJjN5GoAe7/. Acesso em: 6 abr. 2025.

3. OTTEN, C. *The sex ed you never had*. Sydney: Allen & Unwin, 2021. p. 235.

4. BRENNAN, K.A.; CLARK, C.L.; SHAVER, P.R. Self-report measurement of adult atta-

chment: an integrative overview. *In*: SIMPSON, J.A.; RHOLES, W.S. (org.). *Attachment theory and close relationships*. Nova York: The Guilford Press, 1998. p. 46–76.

5. COUPER, E. Nearly half of Aussies' sex lives impacted by cost of living crisis. *The Australian*, 17 jul. 2023. Disponível em: https://www.theaustralian.com.au/news/latest-news/nearly-half-of-aussies-sex-lives-impacted-by-cost-of-living-crisis/news-story/b8731b89dbcabd54969c14998ea3d1d7. Acesso em: 6 abr. 2025.

6. KERR, M.; BOWEN, M. *Family evaluation: an approach based on Bowen theory*. Nova York: Norton, 1988.

Capítulo 10 — Proteger-se

1. BOURNE, E.J. *The anxiety and phobia workbook*. 5. ed. Oakland: New Harbinger Publications, 2010. p. 295.

2. USE Situation-Behavior-Impact (SBI)TM to understand intent. *Center for Creative Leadership*, 14 dez. 2022. Disponível em: https://www.ccl.org/articles/leading-effectively-articles/closing-the-gap-between-intent-vs-impact-sbii/. Acesso em: 6 abr. 2025.

Capítulo 11 — Criatividade é ter uma mente livre

1. FANCOURT, D.; FINN, S. *What is the evidence on the role of the arts in improving health and well-being? A scoping review*. Copenhagen: World Health Organization, 2019. Disponível em: https://apps.who.int/iris/bitstream/handle/10665/329834/9789289054553-eng.pdf. Acesso em: 6 abr. 2025.

2. FANCOURT; FINN. *op. cit.* p. 3.

3. HOICKA, E. Five ways to make your child a creative genius. *The Conversation*, 12 jan. 2017. Disponível em: https://theconversation.com/five-ways-to-make-your-r-child-a-creative-genius-71170. Acesso em: 6 abr. 2025.

4. KOTLER, S. Flow states and creativity: can you train people to be more creative? *Psychology Today*, 25 fev. 2014. Disponível em: https://www.psychologytoday.com/us/blog/the-playing-field/201402/flow-states-and-creativity. Acesso em: 6 abr. 2025.

5. HANNEMANN, B.T. Creativity with dementia patients: can creativity and art stimulate dementia patients positively? *Gerontology*, v. 52, n. 1, p. 59–65, 2006. Disponível em: https://doi.org/10.1159/000089827. Acesso em: 6 abr. 2025.

6. COHUT, M. What are the health benefits of being creative? *Medical News Today*, 16 fev. 2018. Disponível em: https://www.medicalnewstoday.com/articles/320947. Acesso em: 6 abr. 2025.

7. KAIMAL, G. Adaptive response theory: an evolutionary framework for clinical research in art therapy. *Art Therapy*, v. 36, n. 4, p. 215–219, 2019. Disponível em: https://doi.org/10.1080/07421656.2019.1667670. Acesso em: 6 abr. 2025.

8. IBM GLOBAL BUSINESS SERVICES. *Capitalizing on complexity: insights from the global chief executive officer study*. 2010. Disponível em: https://www.ibm.com/downloads/cas/XAO0ANPL. Acesso em: 6 abr. 2025.

9. MCGORRY, P. Statement from Prof. Patrick McGorry, Professor of Youth Mental Health at the University of Melbourne and Director of Orygen Youth Health Research Centre. *Activate Arts Therapists: Support for Mental Health*, 2020. Apresentação à petição da campanha ACTivate Arts Therapists. Disponível em: https://carlavanlaar.com/wp-content/uploads/2020/08/Prof-Pat-McGorry-statement-120820.pdf. Acesso em: 6 abr. 2025.

10. WHITE, M. *Maps of narrative practice*. Nova York: W.W. Norton, 2007.

Capítulo 12 — Só mais uma vez

1. SUBSTANCE abuse. *Healthdirect Australia*, 2023. Disponível em: www.healthdirect.gov.au/substance-abuse. Acesso em: 6 abr. 2025.

2. ALCOHOL, tobacco & other drugs in Australia. *Australian Institute of Health and Welfare*, 30 jun. 2023. Disponível em: www.aihw.gov.au/reports/alcohol/alcohol-tobacco-other-drugs-australia/contents/about. Acesso em: 6 abr. 2025.

3. HABER, P. S. et al. New Australian guidelines for the treatment of alcohol problems: An overview of recommendations. *Medical Journal of Australia*, v. 25, n. 7 Suppl., p. S1–S32, 2021. Disponível em: https://doi.org/10.5694/mja2.51254.

4. ALCOHOL Use Disorders Identification Test (AUDIT). Disponível em: https://auditscreen.org/. Acesso em: 6 abr. 2025. E: HUMENIUK, R. et al. *The Alcohol, Smoking and Substance Involvement Screening Test (ASSIST): Manual for use in primary care*. Geneva: World Health Organization, 2010. Disponível em: https://apps.who.int/iris/handle/10665/44320. Acesso em: 6 abr. 2025.

Capítulo 13 — Mas e se?

1. MENTAL health: Prevalence and impact of mental illness. *Australian Institute of Health and Welfare*, 2023. Disponível em: www.aihw.gov.au/mental-health/overview/mental-illness. Acesso em: 6 abr. 2025.

2. GENERALISED anxiety disorder. *Beyond Blue*, 2022. Disponível em: https://www.beyond-blue.org.au/mental-health/anxiety/types-of-anxiety/gad. Acesso em: 6 abr. 2025.

3. GRATZ, K. L.; TULL, M. T.; WAGNER, A. W. Applying DBT mindfulness skills to the treatment of clients with anxiety disorders. *In*: ORSILLO, S. M.; ROEMER, L. (Orgs.). *Acceptance- and mindfulness-based approaches to anxiety*. New York: Springer, 2005. p. 147–161.

4. COVID-19 pandemic triggers 25% increase in prevalence of anxiety and depression worldwide. *World Health Organization*, 2 mar. 2022. Disponível em: www.who.int/news/item/02-03-2022-covid-19-pandemic-triggers-25-increase-in-prevalence-of-anxiety-and-depression-worldwide. Acesso em: 6 abr. 2025.

5. AUSTRALIAN Institute of Health and Welfare. *Australia's welfare 2021: Data insights*. 2021. Disponível em: www.aihw.gov.au/getmedia/ef5c05ee-1e4a-4b72-a-2cd-184c2ea5516e/aihw-aus-236.pdf.aspx. Acesso em: 6 abr. 2025.

6. WILKINS, R. *et al*. *The Household, Income and Labour Dynamics in Australia Survey*. Melbourne: Universidade de Melbourne, 2024.

7. OAKLANDER, M. Old people are happier than people in their 20s. *Time*, 24 ago. 2016. Disponível em: https://time.com/4464811/aging-happiness-stress-anxiety-depression/. Acesso em: 6 abr. 2025. E: BLANCHFLOWER, D. G.; OSWALD, A. J. Is wellbeing U-shaped over the life cycle? *Working Paper* 12935. National Bureau of Economic Research, 2007. Disponível em: https://doi.org/10.3386/w12935.

8. RIZMAL, Z. Anxiety is rising among Australia's young people, but it's not just due to covid-19. *ABC News*, 20 fev. 2022. Disponível em: www.abc.net.au/news/2022-02-20/anxiety-young-people-is-increasing-across-australia-covid/100829836. Acesso em: 6 abr. 2025.

9. CHEUNG, A. S. *et al*. The health and wellbeing of transgender Australians: a national community survey. *LGBT Health*, v. 8, n. 1, p. 42–49, 2021. Disponível em: https://doi.org/10.1089/lgbt.2020.0178.

10. SANDBERG, S. *Lean in: Women, work, and the will to lead*. Nova York: Random House, 2013. p. 126.

Capítulo 14 — Caído, mas não nocauteado

1. MILLER, M. WandaVision episode eight's quote about grief has become the show's defining moment. *Esquire*, 12 out. 2022. Disponível cm: www.esquire.com/entertainment/tv/a35713623/wandavision-episode-8-grief-quote-explained/. Acesso em: 6 abr. 2025.

2. MENTAL health: prevalence and impact of mental illness. *Australian Institute of Health and Welfare*, 2023. Disponível em: www.aihw.gov.au/mental-health/overview/mental-illness. Acesso em: 6 abr. 2025.

3. ANXIETY and depression during pregnancy and the postnatal period. *Black Dog Institute*. Disponível em: www.blackdoginstitute.org.au/wp-content/uploads/2022/06/Depression-during-pregnancy.pdf. Acesso em: 6 abr. 2025.

4. LI, Y. *et al*. Dietary patterns and depression risk: A meta-analysis. *Psychiatry Research: Neuroimaging*, v. 253, p. 373–382, 2017. Disponível em: https://doi.org/10.1016/j.psychres.2017.04.020. E: KHALID, S.; WILLIAMS, C. M.; REYNOLDS, S. Is there an association between diet and depression in children and adolescents? A systematic review. *British Journal of Nutrition*, v. 116, n. 12, p. 2097–2108, 2016. Disponível em: https://doi.org/10.1017/s0007114516004359.

5. EXERCISE & depression. *Black Dog Institute*. Disponível em: www.blackdogins-titute.org.au/wp-content/uploads/2022/06/Exercise-and-depression.pdf. Acesso em: 6 abr. 2025.

6. ESTATÍSTICAS nesta seção foram extraídas de: *Stats & facts*. Prevenção de suicídio na Austrália, 2023. Disponível em: www.suicidepreventionaust.org/news/statsandfacts. Acesso em: 6 abr. 2025. E: AUSTRALIAN Institute of Health and Welfare. *Suicide and self-harm monitoring data*. 2023. Disponível em: www.aihw.gov.au/suicide-self-harm-monitoring/data/suicide-self-harm-monitoring-data. Acesso em: 6 abr. 2025.

7. STATS and facts Suicide Prevention Australia. *Suicide Prevention Australia*, 21 fev. 2023. Disponível em: www.suicidepreventionaust.org/news/statsandfacts. Acesso em: 6 abr. 2025.

8. SUICIDE and self-harm monitoring data. *Australian Institute of Health and Welfare*.

Disponível em: www.aihw.gov.au/suicide-self-harm-monitoring/data/suicide-self-
-harm-monitoring-data. Acesso em: 6 abr. 2025.

9. *Ibidem.*

10. SUICIDE among young people. *Australian Institute of Health and Welfare*, 1 set. 2023. Disponível em: www.aihw.gov.au/suicide-self-harm-monitoring/data/populations-age-groups/suicide-among-young-people. Acesso em: 6 abr. 2025.

Capítulo 16 — Se você só ler um capítulo

1. CUMMINS, R. A.; MEAD, R.; AUSTRALIAN UNITY–DEAKIN UNIVERSITY WELLBEING RESEARCH PARTNERSHIP. *The Australian Unity Wellbeing Index 20th anniversary commemorative edition*. Australian Unity and Deakin University, 2021. Disponível em: www.acqol.com.au/uploads/surveys/20yr-anniversary-report.pdf. Acesso em: 6 abr. 2025.

2. GUT feelings are real, but should you really "trust your gut"? *Healthline*, 27 jan. 2021. Disponível em: www.healthline.com/health/mental-health/trust-your-gut. Acesso em: 6 abr. 2025.

Capítulo 17 — Buscar ajuda profissional

1. MENTAL health care and Medicare. *Services Australia*, 29 jun. 2023. Disponível em: www.servicesaustralia.gov.au/mental-health-care-and-medicare?context=60092. Acesso em: 6 abr. 2025.

Índice remissivo

A

Abuso, 53, 85, 133-134 e 201; de substâncias (ver: uso de substâncias)

Aconselhamento, 14 e 51; tipos de(terapia), 60-67

Alcoolismo, 180-182, 184-186 e 235 (*ver também*: uso de substâncias)

Ambivalência, 189-190

Amizades, 29, 125-127, 130-131; e autoestima, 89-90 (*ver também*: pressão dos pares)

Amor, 19-20, 28-29, 114, 131-138; e a criança interior 106-111 (*ver também*: vínculo, relacionamentos)

Ansiedade, 36-37, 41-42, 65-67, 192-198, 201-206, 208-217 e 223

Apresentar o problema, 52, 54 e 64

Autocuidado, 38 e 111

Autoestima, 15, 19-20, 65-66, 84-91; e vício, 181-182; e vínculo, 135; e depressão, 229

Automutilação, 42, 65, 241-242; e depressão, 223-224; e uso de substâncias, 182

C

Cliente, 51-54, 59-60; relacionamento com terapeuta, 51-54, 59-60 (*ver também*: transferência)

Comparação, 26-27, 33 e 38 (*ver também*: pressões sociais)

Confidencialidade (sigilo), 53 e 57

Consentimento, 54

Crenças, 137-138, 143-144, 169-172

Criança interior, 105-113

Crítico interno, 87-91

Cultura, 40, 48, 92 e 256; popular 12, 44, 85-86, 134, 159, 162 e 164

D

Dependência, 67, 177-180, 184-191 (*ver também*: uso de substâncias)

Depressão, 218, 222-232 e 245

Diário, 211

Discriminação, 58, 210

Discussões (brigas), 29, 132 e 136

Dissociação, 120

Doença mental, 56-57 (*ver também*: transtornos de saúde mental)

E

Eixo intestino-cérebro, 123-124, 229 e 253

Emoções, 22, 63, 114-117, 194-195, 207-208; e ansiedade, 201-204; e terapia artística, 158-159, 162, 166-167 e 172; e limites, 147-148, 154-155; e depressão, 222-224; externalizar, 121-123; e a criança interior, 105-107 e 111; e relacionamentos 125-126; e autoestima, 84 e 87; e uso de substâncias, 174, 179 e 184; e trauma, 120 (*ver também*: luto; eixo intestino-cérebro)

Empatia, 52, 89, 131 e 242

Entrevista motivacional, 74 e 78

Escala de Estresse Psicológico de Kessler (K10), 42, 57, 202-203 e 223

Esgotamento (burnout), 144, 152, 199 e 205

Estado de fluxo, 162-165, 167-168

Esteira hedônica, 27

Estresse, 21-25, 65, 174, 192-194; alívio para, 158, 165 e 187; e sono, 196-198 (*ver também*: ansiedade; estresse pós-traumático)

Estresse pós-traumático, 65, 120 e 203

Expectativas sociais, 28-29, 57-58, 85-86 e 211 (*ver também*: comparação)

Externalizar, 121-123 e 172

F

Família, 29, 66, 125-126, 138-139

G

Gatilhos, 22-30, 33-34, 224-225

Gratidão, 89, 134, 182-183, 232

H

Hormônios, 28, 74, 165, 202, 209, 226 e 250

I

Imagem corporal, 11, 21 e 86

Intervenção, 186

J

Janela de tolerância, 120

L

Letramento em saúde mental, 62

Libido, 28 (ver também: sexo)

Limites, 143-144, 156, 171 e 247; e a criança interior, 108-111; em relacionamentos, 131, 139-142, 147-151; e redes sociais, 88; no local de trabalho, 152-154

Luto, 66, 180, 219–222, 237, 250

M

Manual Diagnóstico e Estatístico de Transtornos Mentais (DSM-5), 42, 57

Medicamentos (medicação), 49; e vício 187; e ansiedade 203; e depressão 228

Mindfulness, 163, 194-195 e 212

O

Objetivos, 39, 69, 74-79; e depressão, 230

P

Parceria, 51-54, 67 e 254

Perda (ver: luto)

Plano de tratamento de saúde mental, 232, 263-264

Pressão dos colegas, 72, 85-86 e 92

Psicólogo, 11, 49-50, 263-264

Psicoterapia, 50, 60-63

Psiquiatra, 49-50

Q

Questionamento socrático, 90, 127-129, 137-138 e 213

R

Redes sociais, 25-27, 36-39, 41-47 e 165; e vício, 177-178; e autoestima, 85-86, 88-89

Relacionamentos, 29, 66, 125-126; e vício, 184-185; dificuldade, 86, 139-142 e 219; e depressão, 222; e a criança interior, 106-107 (ver também: limites; família; amizades; amor)

Rotina, 134; e vício 187-188; e sono 165

S

Sentimentos (ver: emoções)

Sexo, 133, 178 (ver também: libido)

Síndrome do impostor, 198-200

Solidão, 126; e depressão 222-224 e 235

Sono, 124, 196-197, 239-240; e depressão, 224-225 e 229

Suicídio, 224, 234-237

T

TDAH (Transtorno de déficit de atenção/hiperatividade), 23, 36-37

Terapeuta, 9-13, 63-65; encerrar com um, 262-263; encontrar um, 254-258; relacionamento com o cliente, 51-54, 59-60; tipos de, 49-50

Terapia 9-14, 48-50, 52-55; narrativa, 66, 168-169; centrada na pessoa, 66, 278-279; somática, 121; estigma em torno de, 12-14, 36-39, 42, 44, 57-58 e 74; informada por trauma, 120; abordagens de, 60-62, 65-67

Transferência, 59

Transtorno afetivo sazonal, 30 e 224

Transtorno bipolar, 44

Transtornos de humor, 222-225

Transtornos de saúde mental, 56-57; e a internet 36-43 (ver também: ansiedade; depressão; transtornos de humor; transtorno afetivo sazonal)

Trauma, 65-67, 120-121 e 134; e vício, 180; e ansiedade, 201; e terapia artística, 159-162; e depressão, 236; e a criança interior, 106-108; e autoestima, 85-86 (ver também: estresse pós-traumático)

U

Uso de substâncias, 65-66, 70, 178-186, 190-191, 206 e 235

V

Valores, 30, 74, 84-85, 91-102, 106-107, 138-139

Vínculo, 135

Lista de exercícios

Ações opostas	117
Analisar a ambivalência	190
Cinco coisas prazerosas	232
Criança interior	109
Definição de objetivo	75
Descatastrofizar	213
Espaço seguro	154
Estágios de mudança	73
Estímulos para reflexão	81
Externalizar emoções	121
Identificar valores	92
Identificar gatilhos	174
Lista da gratidão	182
Mente sábia	207
Poder de controlar	35
Método RAIN	194
Prós e contras	80
Questionamento socrático	127
Relaxamento muscular progressivo	197
Respiração quadrada	216

Roda da vida	82
Rotina diária	188
Terapia criativa	168

Agradecimentos

Este livro foi escrito depois de muitas conversas com clientes, amigos e colegas sobre o custo financeiro e emocional de cuidar da saúde mental. Ele foi escrito para cada uma dessas pessoas e também para você, leitor. Espero que o ajude, mesmo que seja só um pouco.

Obrigada a todos que se sentiram suficientemente apoiados para compartilhar suas experiências de vida comigo, seja como clientes ou colaboradores. Espero ter correspondido às suas expectativas.

Aos especialistas que contribuíram com este livro e aos meus colegas praticantes (especialmente a equipe SHRNKS e a equipe da Oakdene House Foundation), obrigada pelo trabalho que vocês fazem em seus respectivos campos de saúde mental. O mundo precisa de mais gente como vocês.

Dra. Sarah Ayoub, minha querida amiga. A ideia de *Terapia de bolso* surgiu porque você me motivou e me inspirou. Ela cresceu e se transformou em um incêndio de muitas mensagens de voz no WhatsApp. Você é minha maior apoiadora e não sei nem como exprimir gratidão suficiente por tudo que me ensinou.

PB, você mandou o e-mail que deu início a toda essa jornada. Aconteceu muito depressa, e preciso agradecer a você pela apresentação que fez o meu sonho se tornar realidade. Mil vezes, obrigada.

Kirst, de "Reading Between The Wines" ("Lendo entre os vinhos", em tradução livre) ao seu conhecimento dos bastidores da área, você tem sido meu oráculo editorial desde que nos puseram fatidicamente sentadas uma ao lado da outra em 2012. Obrigada por tudo.

Emma Nolan, Lizzie King, Polly Simons, Kelly Jenkins, Anna O'Grady e toda a equipe da Simon & Schuster Austrália, obrigada pela orientação para trazer esta referência à vida para mim e para os leitores. Agradeço também à minha editora de texto Emma Driver e à designer de capa Alissa Dinallo. Fizemos uma coisa grandiosa, e estou muito feliz por ter tido vocês no meu time.

Obrigada a todos os amigos cujas conversas informais informaram o "porquê" deste livro. Allan, Andie, Caris, Christie-Lee, Em, Fro, Jayde, Jess, Kate, KC, Lex, Mandy, Matty, Mel, Portch, Sash, Sar, Sazzle, Siobhan, meu grupo Sophs, Sumshine, Tazzie, Tom e mais. Sou muito grata por vocês fazerem parte da minha vida.

Ags, Mike e todos os DECstars pelo apoio. Não trato como corriqueiro o espaço que vocês me deram para que eu pudesse criar o *BARE* e este livro. Tenho muita sorte por ter encontrado um lar na Bond Street, 10 com vocês. Agora, vamos comemorar!

À minha família, próxima e estendida, obrigada por terem feito de mim quem eu sou.

Um agradecimento especial a Tara e Mel, e à pessoa responsável pela minha própria saúde mental, MJ. Seus conselhos, sua orientação e sabedoria terapêutica continuam me ajudando a crescer como profissional, e não sei como poderia retribuir tudo o que você compartilhou comigo em anos. A profissão tem muita sorte de ter você.

Obrigada àqueles que primeiro deram a mim, e a suas plateias australianas, o espaço para explorar o bem-estar mental por meio das palavras, especialmente Amanda, Valentina, Sangeeta, Nick e Scott.

Não posso escrever um livro sobre saúde mental sem reconhecer a experiência da comunidade das Primeiras Nações, especialmente o povo Dharug em cuja terra tradicional este livro foi escrito. Os povos aborígenes e das ilhas do Estreito de Torres sofreram traumas significativos durante a colonização. Presto meu respeito aos seus Anciãos do passado e do presente e estendo esse respeito a todos os atuais povos aborígenes e das ilhas do Estreito de Torres.

E, finalmente, ao meu marido Paul, que me levantou nas muitas vezes em que caí. Eu te amo. Obrigada por sacrificar nossos limitados fins de semana juntos para que eu pudesse escrever este livro. Você e Zeus são as mais prazerosas das minhas "Cinco coisas prazerosas".

Primeira edição (agosto/2025)
Papel de miolo Luxcream 60g
Tipografias Sofia pro e Fournier
Gráfica LIS